대체의학 전병헌 박사의 행복프로젝트
# 120세 시대가 온다.

대체의학 박사
전 병 헌 저

자수정 출판사

대체의학 전병헌 박사의 행복프로젝트
## 120세 시대가 온다.

발행일 : 2024. 1.11.
발행인 : 전 병 헌

발행처 : 자수정 출판사
출판등록 2018-000094호
서울시 영등포구 영등포동 6가 11번지
TEL : 010-8558-4114

정가 : 20,000원

※ 파본은 교환해 드립니다.
E-mail : ssangcopi75@hanmail.net
NAVER 네이버 검색창에 **전병헌**

건강프로젝트 교보문고 판매 중
1. 살아온 대로 살아간다.
2. 나의 건강 나의 행복

# 머 리 말


 장수(長壽)하는 약은 없어도 장수하도록 건강 나이는 늘릴 수 있습니다.
중국의 진시황제가 불로초를 찾아보았지만, 그 어디에도 없었던 것처럼 장수는 그냥 얻어지는 게 아니라 자기 자신이 하기에 달려 있습니다.

인생을 살다 보면 파도(波濤)없는 삶은 없습니다. 가정에서는 여전히 지지고 볶고 사회생활에서는 생존 경쟁으로 경쟁자와 늘 서로 겨누며 아웅다웅하게 됩니다.
그런데도 지금까지 살아 나온 것은 한 곳이 길이 막히면 또 다른 여러 곳에 길이 또 있기 때문입니다.

건강 장수 역시도 이와 마찬가지입니다.
선조들로부터 가업을 이어받아 상품의 품질을 높이고 관리하여 신용을 지키고 정성과 성의를 다한 기업은 100년 200년 대대손손 신뢰받는 기업이 됩니다. 사람의 몸도 마찬가지로 부모님으로부터 120세까지 살 수 있게 태어나지만, 섭생, 성격, 마약, 지나치게 섭취하는 약물로 인해 빗방울이 바윗돌을 뚫듯이 120세로 태어난 우리 몸을 하루하루 깎아 먹어 수명이 단축되는 것입니다.
인스턴트 음식, 과도하게 화를 내고 스트레스, 매연과 모래먼지, 수면 부족, 과로, 잦은 질병, 문란한 성생활 등으로 점점 우리의 몸이 망가지게 됩니다.

과유불급이라는 말이 있습니다.
제아무리 좋은 산해진미라도 과식하면 꽁보리밥을 먹은 것만도 못합니다.
장수에 가장 큰 3대 조건은
①골고루 잘 먹는 섭생
②짜증이나 화를 내지 않는 성격
③소일거리를 만들어 늘 움직이는 습관입니다.

본서를 읽으신 독자분들께서는 최소한 10년 이상 건강수명이 늘어나 120세까지도 장수하실 것입니다.

감사합니다.
2024년 1월 11일
저자 박사 전 병 헌 드림

## 차 례

|  |  |  |
|---|---|---|
|  | 머리말 | 3 |
| 1. | 장수 비결 | 6 |
| 2. | 장수 습관 | 14 |
| 3. | 독이되는 설탕을 멀리하자 | 24 |
| 4. | 120세 장수촌 오키나와 | 30 |
| 5. | 나이 먹은 마음가짐 | 41 |
| 6. | 자기 성격을 알자 | 52 |
| 7. | 복지관을 이용하자 | 62 |
| 8. | 고치기 힘든 병 | 75 |
| 9. | 불로초에서 극락으로 | 88 |
| 10. | 블루존의 다이아몬드 | 101 |
| 11. | 알아야 잘 살 수 있다. | 113 |
| 12. | 자신이 한 만큼 발전한다. | 120 |
| 13. | 인생은 생각대로 된다. | 129 |
| 14. | 인생을 포기하지 말라 | 137 |
| 15. | 다리가 바빠야 건강하다. | 147 |
| 16. | 나를 향상시켜라. | 159 |
| 17. | 어머니의 교육 | 169 |
| 18. | 생로병사의 끝은 극락이다. | 176 |
| 19. | 낙오자와 승리자 | 199 |
| 20. | 생로병사의 끝자락 | 209 |
| 21. | 인생을 현역으로 살자 | 224 |

# 1. 장수 비결

 인류 역사상 세계에서 최장수 한 사람은 중국의 이경원으로 그는 1677년부터 1933년까지 256년을 살았으며 불과 100년도 안 된 인물이다.
한의사였던 이경원은 100살 동안 한의학 분야에서 뛰어난 성과를 보여 정부에서 특별상을 수상 했고, 200세부터는 여전히 대학에서 학술 강연을 했다. 이 기간에 그는 일찍이 여러 서방 학자의 방문을 받아들였다.
이경원은 24명의 부인을 거느렸으므로 따라서 자식도 매우 많았다고 한다. 이경원이 세상을 떠나기 전까지 24명 부인 모두 본인보다 먼저 세상을 떠났다.

이경원에 대해서는 미국 타임스와 타임지에 보도된 것으로 보아 믿기지 않은 실제 인물이었음이 분명하다.
이경원은 생존에 아홉 명의 황제를 거친 만큼 긴 세월 동안 180명의 후손에게 4가지의 장수 비결을 가르쳤는데 다음과 같다.
①늘 마음을 편안하게 유지하고
②거북이처럼 느긋하며

③참새와 같이 날쎄게 움직이고
④개처럼 잠을 늘어지게 자라

섭생은 소식 즉, 적게 먹었으며 포도주로 반주를 했다.
이경원은 독서를 많이 하며 학자들의 가르침을 읽으며 좋은 생활습관을 옮기었다.
①생각을 적게 하여 신(神)을 기르고
②욕심을 적게 하여 정(精)을 기르며
③말을 적게 하여 기(氣)를 길러라
이 말은 생각을 복잡하게 하지 말고, 과유불급 하지 말고, 말을 너무 많이 하지 말라는 말이다.
또한 항상 너무 많이 먹지 말고, 몸을 움직이며, 근심 걱정 고민하는 것을 자제하라고 강조하였다.
이경원의 장수 비결을 보면 그는 한의사로
첫째 잘 먹는 것이 중요하다고 했는데 골고루 찾아 먹을 수 없으면 보약이나 건강보조식품으로 보충하였다고 한다.

장수하기 위해서는 누구나 아는 건강비결이지만 지키는 것이 중요하다.
①음식을 맛있게 잘 먹어야 한다.
②삼시세끼를 챙겨 먹어야 한다.
③식욕이 왕성하다고 과식하지 말아야 한다.
④하루에 한 번씩은 배변해야 한다.
⑤변비가 없게 장운동을 해야 한다.
⑥숙면해야 하고 불면증이 없도록 해야 한다.

⑦낮잠은 잠깐만 자는 것이 좋다.
⑧관절이 나빠지지 않도록 가볍게 걷는 운동을 해야 한다.
⑨걸을 때는 목은 똑바로 세우고 경쾌하게 걷는다. 익숙해지면 속보로 심폐기능을 향상시킨다.
⑩스트레스를 받지 않고 웃는 습관을 지녀야 한다. 웃으면 복이 오고 한번 웃으면 한번 젊어진다.
⑪긍정의 힘은 무한하므로 긍정적인 친구와 어울린다.
⑫정기적인 성생활로 몸에 에너지를 발산하면 건강에 이롭지만 지나치면 해롭다.
⑬자신의 직업에 애정을 갖고 임하고, 하고 싶은 일을 찾아 도전하여 성취감을 맛본다.
⑭소질과 역량을 찾아내 발휘하고 개발하여야 한다.
⑮돈은 아낌없이 쓸 줄도 알아야 한다. 죽으면 가져갈 수 없으므로 자신을 위하여 투자하여 기쁨을 아는 것이 좋다.
⑯먹고 싶고, 하고 싶은 것이 있으면 과감히 한다.
⑰친구에게 밥 한번, 술 한번 먼저 사는 사람이 되어야 한다. 그래야 내가 죽은 뒤 '좋은 사람이었네'라고 찾아온다.

세계에서 장수국가를 꼽으면 단연 1위는 일본이다.
지금은 싱가포르나 모나코도 장수국가에 속하지만, 평균적으로 오랫동안 일본이 장수국이었다.
일본인이 가장 오래 사는 이유는 10대 슈퍼푸드를 섭취하는데 있다.
슈퍼푸드란? 각종 영양소가 풍부하고 콜레스테롤이 적은 식품으로 면역력을 증가시키고 노화를 억제한다. 또한 인체에 쌓인 독소를 해독하고 활성산소를 제거하며 항산화 작용을 하는 식품이다.
10대 슈퍼푸드에는 녹차, 블루베리, 귀리, 토마토, 시금치, 브로콜리, 마늘, 연어, 레드와인, 견과류 등이 있다. 하지만 밥을 주식으로 하는 일본인들의 슈퍼푸드는 다음과 같다.
일본인의 건강을 지키는 식탁 위의 4대 천왕은 쌀, 콩, 멸치, 무이며 이어서 김, 메밀, 생선, 엽차, 식초를 추가해서 9대 천왕이라고도 한다.
9대 천왕 식품은 피를 맑게 하고 머리를 좋게 하는 효능이 들어있는 것들인데 이것이 일본이 장수국이 된 비결이다.

우리나라는 미역이 피를 맑게 하고 김치는 유산균의 보고이며 비타민의 창고인 나물을 먹는데 여기에다 10대 슈퍼푸드와 9대 천왕 식품들을 삼시세끼 챙긴다면 더할 나위 없는 무병장수의 식단이 될 것이다.

하루하루 나이가 들수록 우리 몸에서는 핵산이 감소하면서 노화가 진행되는데 콩과 멸치는 노화를 막고 세포부터 젊어지게 하는 식품이므로 매일 챙겨 먹어야 한다.
핵산이 많이 든 음식을 먹는 것이 노화를 막고 젊게 사는 최고의 비결이다.
핵산 식품은 콩, 멸치, 표고버섯 새우, 정어리, 가다랑어, 장어, 가자미, 메밀가루, 연어 낙지, 대구 알, 삼치, 은어, 청어, 미꾸라지, 오징어, 날치, 굴, 꽁치, 전갱이 등이 핵산 함유량이 많다.

우리가 매일 김치 된장을 먹듯이 일본인은 식사 때마다 낫또를 먹는다. 낫또는 메주처럼 콩으로 띄우는 것인데 콩에 풍부한 영향은 물론 발효되는 데에서 다양한 영양소가 생성되어 우리 몸에 유익한 효능을 준다.
낫또의 효능은 심혈관 건강이 대표적이다.
낫또의 끈적거리는 부분에 사포닌 성분은 혈액순환 개선이 뛰어나며 혈전 용해 효소로 혈관에 쌓이는 혈전 분해 능력이 매우 강력하여 고혈압, 동맥경화, 심근경색, 뇌졸중 등 각종 심혈 관계 질환 예방에 도움이 된다.
항암작용, 골다공증 예방 장 건강, 항염효과 항산화 작용 등 건강에 다양한 효능이 있다.
낫또는 당에 흡수를 낮춰주고 췌장의 인슐린 분비를 도와주는 효능이 있어 혈당을 조절하여 당뇨병에도 아주 좋은 음식이다.
낫또는 노화 방지에도 탁월하며 노화 세포 억제와 뇌세포의 노화와 손상을 억제하여 알츠하이머병을 예방해주며 백내장을 예방해준다.

망간이 결핍되면 골다공증에 걸릴 확률이 높아지는데 망간이 들어있어 폐경기 여성 건강에도 좋다.
또한 다이어트에 도움이 되어 복부비만 및 다이어트에 좋은 음식이다. 지방의 흡수를 억제하고 배출하는 효능이 뛰어나며 풍부한 단백질과 비타민은 영양소를 풍부하게 한다.
장 건강에는 장내세균의 균형을 맞추어 새로운 박테리아의 성장을 억제하는 데 도움을 준다.

변비와 설사 예방에 효과를 보며 신체 전반에 면역력을 향상시키는데 탁월하다.
이러한 효능 때문에 일본인에게 최고의 장수식품으로 손꼽히며 일본이 세계 1위 장수국이 되는데 효자 식품으로 기여하고 있다.

장수라는 말은 많은 사람에게 강력한 불꽃을 일으키는 단어이다. 그만큼 오래 살고자 하는 의욕이 강한데 생로병사에서 중요한 부분을 차지하는 것이 음식이다.
음식은 먹는 대로 몸으로 간다.
음식을 잘 먹게 되면 피부가 뽀얗게 물이 오르고 신체 각 기관에 영양을 줘 수명과도 직결된다.
반대로 식욕을 잃어 못 먹으면 몸이 마르고 피부가 거칠어지며 질병이 찾아와 단명하게 된다.

장수마을인 일본 오키나와의 사람들은 수명과 연관성이 있다고 생각하여 식습관을 중요하게 여겼다.
인구 30만 명 정도로 일본 최남단에 한 오키나와는 100세 이상의 노인 인구가 많은 지역이다.
100세 인구 중 다른 지역에 비하여 심장병은 5분의 1에 불과하였고 평균 연령도 십 년이나 더 길었다.
오키니와 주민들이 이렇게 건강하게 오래 사는 비밀은 도대체 무엇일까! 궁금하여 109세 된 할머니께 여쭤보았다.
할머니는 나이답지 않게 생기가 있었는데 텃밭에서 직접 기른 채소와 평생 바닷가에서 살면서 신선한 생선으로 음식을 만들어 먹고 친구들과 담소를 나누며 마음껏 웃는다고 하신다. 그녀의 장수 비결은 109세에도 수시로 움직이고 채식 위주의 식단으로 혈액을 맑게 하고, 오키나와섬 청정지역의 맑은 공기에서 사는 것이다.
그 이외에는 할머니의 욕심 없는 간소한 삶, 주변 사람들을 행복하게 하고, 할 일을 걱정하거나 과거에 못 한 것을 안타까워하지 않는 것이었다.
할머니의 마음 자세는 평생 사랑하는 가족을 위하여 정성껏 음식을 만들고 사랑하는 남편이 밖에서 일을 마치고 오길 기다리고 또 내가 누군가에게 상처를 주지 않는지를 저녁이면 되돌아보며 반성한다고 하신다.

할머니는 목조가옥에 볏짚으로 만든 다다미방에서 이부자리를 피고 숙면을 한다. 수많은 사람은 나이 드는 것을 두려워하지만 활기 넘치는 이 할머니를 보면 나이가 드는 것을 거부하지 않아 보인다.
그녀는 증손자들을 돌보면서 같은 마을에서 자라온 소꿉장난 친구 3명과 보낸다.
밤 9시 전에 쑥즙을 마시고 오전 6시에 일어나 하루 9시간을 자고 열심히 일하며 하루를 보내는 것이 장수 비결이라고 하였다.

흔히 장수는 DNA 유전자가 있다고 말한다.
그 유전이란 다름 아닌 부모로부터 건강한 체질을 물려받은 것이지만, 무엇보다도 너그러운 성품도 중요하다.

아버지랑 어머니 둘 중에 너그러움을 가진 부모의 성품을 물려받았으면 다행이고 부모 모두가 좋지 않은 성품의 자녀라면 장수에 걸림돌이 된다.

오키나와의 할머니도 아버지 성품을 닮아 장수하는 것이라고 하였으며 동생은 어머니 성품을 닮아 일찍 사망하였다고 한다. 또 부모가 장수 하였다고 하여 후손이 성인병이나 암에 걸리지 않는 것은 아니다. 성품 이외에 생활습관에 달려 있기 때문이다.

쌍둥이들을 대상으로 한 연구조사에 따르면 유전자가 수명에 미치는 것은 25%에 불과하다. 결국은 태어나 자라면서 어떻게 생활하느냐가 수명을 좌우한다.

장수의 5대 규칙만 지켜도 수명을 연장할 수 있다.
① 9시간의 충분한 수면
② 균형 잡힌 식사
③ 느긋하고 여유로운 성품
④ 일을 통해 항상 움직이는 습관
⑤ 정기적인 건강 검진

## 2. 장수 습관

 사람은 누구나 건강하게 오래 살기를 원한다. 120세 시대에 어떻게 하면 오래 살 수 있는지에 대한 지혜를 알아야 한다. 마냥 좋은 음식을 먹고 운동을 한다고 다가 아니라 경험과 지혜에서 얻어진 심오함이 있어야 120세까지 장수 하는 데 큰 도움이 된다.
첫 번째 발간한 <살아온 대로 살아간다.> 2020년
두 번째 <나의 건강 나의 행복> 2022년
세 번째<120세 시대가 온다.> 2024년
위 필자의 책을 통해 장수에 많은 도움이 되길 바란다.

120세까지 장수하는 데에는 유전자 이외 75%가 자신이 하기에 달려있다. 결국 우리가 최상으로 조절하면 한계수명까지 최대로 늘릴 수 있다는 말이다.
물론 수명연장은 몸소 실천에 옮겨야 만이 된다는 것을 명심해야 한다.

장수인들의 공식과도 같은 공통된 행동들을 보면 다음과 같다.

①운동은 하되 마라톤이나 과격한 운동을 하지 않는다.
규칙적으로 강도가 약한 신체 활동으로 스포츠 댄스나 조깅, 사이클 정도의 운동을 한다.
산책하거나 텃밭을 가꾸며 땀을 흘리기도 한다.
실내에서는 한 발로 서있는 연습으로 균형감각을 잃지 않도록 하여 낙상사고를 막는다.
65세 이상은 세 명 중 한 명꼴로 낙상 사고가 일어나는데 고 관절로 인한 사망률이 높아진다.
운동이 정 싫다면 매일 꾸준히 30분 이상 스트레칭이라도 하는 습관을 들여야 한다.

②배가 부르기 전에 80%만 채우는 소식을 한다.
영양가 있는 음식이라도 적게 먹어야 한다는 말이다. 아무 음식이나 먹거나 과식은 어리석은 행동으로 도리어 독이 되어 성인병을 불러온다.
소식은 힘 안 들이고 칼로리를 줄이는 효과와 같고 심장을 더 건강하게 해 준다.
소식은 몸에 들어오는 에너지양이 적기 때문에 몸에 저장해 두었던 체지방을 써 혈당을 빠르게 올리지 않아 살이 찌는 것을 예방해준다. 동시에 다양한 심혈관질환을 예방하는 효과가 있다.
예를 들어 탄산음료에 햄버거, 감자튀김을 배부르게 먹는 사람과 채소와 과일 위주의 식사를 적당히 한 사람과 차이는 분명히 20~30년이 지난 후에 몸에서 느껴진다. 패스트푸드와 채소의 칼로리는 5분의 1로 음식은 양보다 칼로리가 더 중요하다.

③ 패스트푸드(햄버거, 피자), 가공식품, 청량음료, 설탕, 염분, 지방이 많은 육류는 피하고 대신에 잡곡밥과 채소, 생선, 과일 위주의 식단을 해야 한다.
장수촌 마을에서도 고기보다 채소를 먹는 사람들이 더 오래 사는데 필요한 단백질 보충은 두부, 우유, 달걀로 하며 콩, 통곡물, 채소, 과일 모두 장수식단의 기본이다.
단백질이 풍부한 콩류는 노화 방지, 항암, 심장, 결장암에 걸릴 확률이 낮다. 콩으로 만든 두부는 칼로리가 낮고 미네랄이 풍부하여 인간 생명을 유지하는데 필요한 아미노산이 완벽하게 들어있다.
훌륭한 음식인 두부는 여성의 심장을 보호하고 혈관을 건강하게 만든다. 노인들이 육류를 전혀 섭취하지 말라는 것이 아니라 가축으로 돼지를 길러 가끔은 돼지고기를 살코기 위주로 섭취하여 필요한 영양분을 보충한다. 고기는 일주일에 2~3회 닭고기, 돼지고기가 좋다.
견과류는 장수식품 중에서 노인에게 가장 놀라운 식품이라 땅콩, 아몬드, 호두, 잣은 적당량 수시로 먹어야 한다.

④ 매일 식사 시에 반주로 포도주나 맥주를 한 잔씩 마시면 건강에 도움이 된다. 유럽에서는 이미 오래전부터 포도주나 맥주를 마시는 식사 문화가 있다.
일본에서도 식사 시에 사케를 한 잔씩 마시며 우리나라에서는 막걸리로 반주를 하기도 한다.

적당한 한잔 술은 심장병을 줄이고 스트레스를 줄인다. 고기와 마시는 술 한잔은 특별한 분위기를 연출해 식사를 여유롭게 만들기도 한다.
적포도주는 염증을 줄이고 혈전 형성을 억제하여 심장 기능을 증진하는 데 이러한 효과는 심장병, 심혈관을 튼튼하게 하고 혈압을 낮추는 데 도움이 된다. 하지만 알코올은 하루에 두 잔 이상 마시면 간, 두뇌, 유방암을 일으켜 건강에 이익보다 해가 될 수가 있다. 술을 일주일 참았다가 한꺼번에 한 병 이상을 마시는 것도 좋지 않다.

⑤ 인생 후반전인 60세에 앞으로 60년을 위한 보람되고 희망찬 일을 계획한다.
아침에 잠자리에서 일어나야 하는 이유를 표현하는 사람은 그렇지 않은 사람들보다 더 오래 살고 정신이 또렷한 것으로 밝혀졌다. 살아가는 목적이 확고해야 오래 산다는 얘기다.
인구통계학자들은 1999년 12월 31일 20세기 말 직후에 수많은 노인이 사망한 사실을 발견했다. 다시 말하면 이 노인들은 생전에 새천년까지 살아 보고 싶은 소망이 없던 것이다. 오래 사는 것을 간절히 소망하는 사람일수록 더 오래 산다.
시간은 자녀나 손자가 자라는 것을 마냥 지켜보는 것처럼 지극히 단순하게 흘러간다.
목적이란 일이나 취미에서 생기고 특히 완전히 몰두하는 경우에 더 강해지며 흐름이란 참선을 하는 것처럼 자신이 하는 일에 완전히 몰입해 조화를 이룬 상태다. 이런 상태의 특징은 자유, 즐거움, 만족감, 성취감이며 몰두해 있는 동안에 일시적인 걱정에 신경을 쓰지 않으며 온전히 나만의 세상에 있는 것이다.

복지관이나 여성회관에 나가 붓글씨, 외국어, 악기, 노래 교실, 사교댄스, 컴퓨터, 탁구, 스마트폰 사용법 등 취미를 찾아서 이것을 목적으로 삼으면 두뇌 훈련이 되어 익숙하게 되면 다시 새로운 활동으로 옮겨간다.
복지관이나 문화센터나 아카데미에 다닐 수 없다면 집에서라도 하루에 백자의 글을 쓰고 천자의 글을 읽어 치매나 알츠하이머병을 비켜 가야 한다. 고립된 은둔 생활을 하는 사람은 질병에 일찍 시달린다.

⑥ 장수촌 사람들은 혼자 있는 시간보다 친구들과 어울린다. 100세 이상산 사람이 식사하며 나누는 이야기를 들으면 평온함이 발산되는 듯하다.
느긋한 할아버지는 산에 매어둔 소를 끌어와서 90년 이상 보아왔던 에메랄드빛 앞산 들판을 오랫동안 바라보며 풍경을 감상하기도 하고, 집에서 할머니는 설거지하다가 천둥소리가 내리쳐도 잠시 설거지를 멈추며 자연을 감상하기도 한다. 여유롭고 느긋한 모습들이다.
이런 마음의 여유가 그들을 행복하게 만든다.
느긋하게 속도를 줄이는 것은 스트레스를 받지 않아 내 몸의 면역력을 만들고 삶을 풍요롭게 하는 반면 부정적인 마음과 억누르고 살면 화병으로 인해 온갖 질병이 생겨 나이와 상관

없이 삶이 무너진다.
감정을 잘 조절하고 표현하는 방법을 익히는 것이 중요하다.

⑦ 장수하는 노인들은 거의 종교를 갖고 있다.
세계 4대 종교인 기독교, 불교, 이슬람교, 유교 중 하나를 가지고 있는데 이는 성인의 가르침을 받고 몸소 실천하기 위해서이다.
신을 숭배하는 단순한 행동이지만 종교를 통해 마음의 안정을 찾는 게 건강의 비결이다. 어떤 종교든 참석하는 것만으로도 큰 힘이 된다는 분석결과가 있다.
실제 통계청 사망통계자료를 보더라도 스님, 신부님, 목사님 등 종교인이 장수하고 일반 직업군보다 수명 차이가 크게 나는 것을 알 수 있다.
신체적으로 규칙적인 활동과 정신수양, 정신적으로 가족관계로 인한 스트레스가 적고 과욕이 없으며, 사회적으로 절식, 금연, 금주의 실천, 상대적으로 환경오염이 적은 곳에서 생활하기 때문이다. 그러니 종교 생활을 열심히 하는 것이 건강, 장수에 도움이 된다고 할 수 있겠다.
이런 것으로 미루어 보면 수명과 건강은 단순히 육체뿐만 아니라 정신적 영향이 비중을 많이 차지하고 있다는 것을 알 수가 있다.
마치 육체적 운동을 하여 건강에 영향을 주거나 종교 예배에 참석하여 건강에 영향을 주는 것은 같은 이치다.
미국에서도 3만 명을 대상으로 12년 동안 조사한 결과 예배에 자주 하는 사람들은 나이를 막론하고 사망확률이 20% 낮앉으며 신앙을 긍정적으로 믿으면 심장질환, 우울증, 스트레스, 자살률이 낮아지며 면역 체계가 더 튼튼한 것으로 드러났다.

신앙이 있는 사람이 건강하고 행복한 이유는 해로운 행동에 덜 빠지고 건강한 행동을 더 실천하기 때문이다. 교인들은 일반인보다 술 담배 마약이 적고 신체적으로 더 활동하며 맺힌 응어리를 풀며 스트레스를 해소하기 때문이다. 예배에 규칙적으로 참여하고 크고 작은 모임에 참여하게 되며 올바른 삶으로 마음의 평화를 누리게 되어 자신에게 영양분이 되기 때문이다.

⑧ 100세 이상 장수자는 가족을 중요하게 여긴다.
장수인 중에는 독거노인으로 외롭고 쓸쓸하게 사는 고독한 노인은 거의 없다. 그들은 자녀가 있어 가족 중심으로 살아가고 있다. 장수 하는 할머니께 너무 허약해지면 누가 돌보게 되냐고 물어보았더니 그녀는 손사래를 치면서 그런 생각은 해 보지도 않았고 내 가족의 명예가 더러워지지 않을 거라고 말한다. 즉 요양원에 보내어 방치를 하거나 아들, 딸, 손자며느리들이 정성껏 모시며 효도할 거라며 추호도 의심하지 않았다.

100세 넘은 장수 노인들은 멍하니 허송세월을 하며 밥때만 기다리지 않고 무슨 일이고 작은 일이라도 한다. 나이가 드셨으니 쉬시라고 하면 손사래를 치며 내가 하는 일은 다 가족을 위한 것이라고 하신다.
어느 장수촌에는 한 마을에 90여 명이 모여 사는데 그들 모두가 할머니의 자손들이다. 노인들이 늙으면 평생 후손들에게 바친 헌신의 보답을 받게 된다. 자녀들이 사랑과 보살핌으로 보답하는 것이다. 자녀들이 부모를 잘 돌보는데 젊은 세대가 나이 든 세대를 집에서 모시고 있다. 그러므로 자녀와 함께 사는 노인은 질병에 걸릴 확률이 낮고 몸에 좋은 식사를 하며 심각한 사고가 발생할 위험이 낮다.
독거노인은 외로움과 고독함으로 인해 우울증과 상실감이 찾아오기 때문에 가족과 함께 사는 노인이 더 장수하는 것이다.

사람 됨됨이가 된 가족의 자녀들은 부모가 병이 들거나 어려운 문제가 생기면 자식은 부모를 부양하고 어려운 문제를 해결해 드린다는 것을 아주 당연하게 생각한다. 이는 부모가 자녀에게 많은 부분에 투자하였기 때문이다. 어린 자녀에게 먹이고 입히고 교육에 투자하면 나중에 부모가 늙었을 때 자녀가 부모에게 다시 투자하는 것이다. 그 결과로 가족과 사는 노인이 혼자 살거나 양로원에서 사는 노인보다 훨씬 삶의 질이 높다.
행복한 가정일수록 부모가 장수하므로 가족이 수시로 모여 식사를 하고 1년에 한 번쯤은 모두 가족 여행을 하는 것이 좋다.

⑨ 사회적 유대감은 장수의 중요한 요소이다.

사회에 참여하여 유대감을 갖는 노인은 고립된 은둔 생활을 하는 노인보다 더 오래 산다. 만사가 귀찮다면서 친구도 안 만나던 사람은 어느 날 갑자기 사망 소식이 들려온다.
'혼자 있는 것이 좋아', '혼자 있는 것이 편해'라고 하면서 은둔 생활을 자처하는 사람은 자신도 모르는 사이 우울감과 자괴감을 경험하게 된다. 그만큼 사회구성원들과 교류를 통해서 행복을 축적하고 그것을 바탕으로 긍정적인 자아가 생기는 것이다. 혼자 있으면 고독과 외로움 결국에는 부정적인 생각에 사로잡히게 되어 건강에도 악영향을 준다.

인간은 혼자 살기보다 배우자가 없으면 단순 형태로라도 보완하여야 한다. 그 대신 만나는 사람에 따라 영향을 많이 받으므로 긍정적이고 선한 영향력을 주는 사람인지 중요한데 이는 삶의 질이 달라지고 건강에도 많은 영향을 주기 때문이다.
남자보다 여자가 오래 사는 이유 중 하나는 친구와 가깝게 지내면서 희로애락의 감정을 자발적으로 잘 표현해서이다.
여자는 TV 연속극을 보면서도 훌쩍거리며 울거나 깔깔대고 웃는 것은 감정을 사실대로 드러내므로 정신 건강과 육체적 건강에 좋아서다. 음악을 듣는 것도 남자보다는 여자가 훨씬 더 많이 듣고 즐거워하고 감탄한다. 음악은 메마른 정신과 마음에 윤활유가 된다.

⑩ 장수하는 사람들은 여행을 좋아한다.
장수에는 오감을 자극하는 것이 좋은데 그중 하나가 여행이

다. 일이 잘 풀리지 않거나, 마음이 힘들다면 여행을 통해서 해소하는 것이 좋다. 사람마다 각자 다른 취미로 스트레스를 풀지만, 여행은 시간에 구애받지 나를 주도적으로 이끄는 나를 위한 선물이다. 그만큼 온전히 나를 사랑할 줄 아는 사람이 몸도 마음도 건강하다.
여행하기 전의 기대감과 설렘은 엔돌핀이 돌아 내 몸의 세포를 자극하여 에너지를 낸다.
현지에서의 보는 풍경과 새로운 모습들은 기쁨과 행복으로 찾아와 마음을 여유롭게 만든다.
그러므로 나이가 들수록 여행을 통해 현재의 삶에서 잠시 잊어버리고 머리와 마음을 비우는 데 큰 역할을 한다.
마음을 편안하게 리프레쉬(refresh) 하는 거야말로 가장 큰 장수의 비결이다.

## 3. 독이되는 설탕을 멀리하자

 의학계에서는 설탕을 달콤한 살인자라 불린다.
그것은 달콤함으로 유혹하여 우리의 건강을 심각하게 위협하기 때문이다.
설탕은 비만의 주요 요인이므로 심혈관계 질환인 뇌졸중, 당뇨병을 유발한다. 혈관의 혈액을 끈끈하게 하는 달콤한 순백의 가루 속에 치명적인 위험이 도사리고 있는 것을 알면서도 쉽사리 멀리하지 못한다.

 차를 마실 때도 설탕이 들어있고, 음식을 할 때도 설탕을 넣으며 과자나 탄산음료, 아이스크림에도 설탕이 들어있다. 이런저런 음식을 먹고 나면 설탕 70g을 매일 자신도 모르게 먹는 셈이다.
설탕의 유혹에서 벗어나기란 술, 담배 끊는 만큼이나 힘들다. 모든 가공식품에 숨어있어 우리가 하루에 먹는 음식 속에 설탕을 피하기란 결코 쉬운 일이 아니다.
설탕을 완전히 끊으라는 것이 아니고 과도하게 먹지를 말라는 것이므로 설탕이 다량으로 든 단 음식은 가능한 피하라는 것이다.

달달한 커피 믹스 대신에 아메리카노로 대신하고 식사 후 텁텁한 입속을 개운하게 하기 위해 사탕을 입속에 계속 집어넣는 습관은 하지 말아야 한다.
제과점에서 하얗게 설탕을 뿌려놓은 기름에 튀긴 꽈배기 대신에 식빵으로 대신 하는 것이 좋다.
적당량의 설탕은 뇌 기능을 향상시켜 집중력과 기억력을 개선하며 기분을 안정시키고 긴장을 완화하는 데 도움을 주지만 주변에 너무 많이 노출되어 있어 적당량을 지키기가 매우 어렵다.

설탕은 200년 전만 하더라도 부자들만 먹을 수 있었던 사치품이었다. 아주 비싼 물건이었기 때문에 보석함처럼 화려한 포장 목각에 자물쇠가 달린 설탕 함까지 등장하기도 하였다. 설탕이 귀하디귀한 물건이라 티스푼 한 숟가락 정도만 먹었었다. 그러나 200년 후인 지금은 설탕을 너무 먹어 나이가 60만 되면 치아가 충치로 모두 다 발치 하여 임플란트를 해야 하는 사람들이 늘어나고 있었다. 이정도가 되면 치아뿐만 아니라 혈관이 막히고 혈액이 탁하여 각종 성인병에 시달린다.
성인병이라고 불리는 고혈압, 당뇨, 심혈관질환, 동맥경화, 뇌졸중, 뇌출혈이 이른 나이부터 생기기 시작한다.

설탕은 포도당과 다당으로 나뉘는 천연 탄수화물이다.
포도당은 식물, 과일, 채소, 콩 국물에 함유되어 있고 과당은 과일, 벌꿀, 드물게 채소에 있는데 사탕수수, 사탕무 등에서 추출된다. 그래서 설탕이 없던 시절에는 벌꿀이나 과일을 통해 과당을 섭취해 왔다.
벌꿀, 시럽, 과일주스 등에도 설탕은 자연적으로 존재하므로 신선한 과일, 채소, 우유로 대체하는 것이 좋다.

우리의 두뇌와 몸이 원활하게 기능하기 위해서는 포도당이 필요한데 포도당만으로는 충분히 공급되지 못하여 화학적으로 제조된 설탕을 보충하는 것이다. 하지만 과도한 섭취로 인해 대사 활동을 방해하고 체중을 증가시키며 질병을 유발한다. 과식의 원인이 되어 배가 불러도 음식을 그만 섭취하지 않고 포만감이 없어 포식하게 된다.
단것을 많이 먹으면 계속 공복감을 느끼고 어떤 음식이든지 닥치는 대로 먹게 된다.

과당과 포도당은 체내 모든 세포의 영양공급원이 되는 반면에 대부분 과당은 바로 간으로 가고 간에서 지방으로 전환된다. 간에 축적된 비알코올성 지방간에 원인이 되거나 혈관으로 들어가 비만 심장질환 뇌졸중에 위험성을 높인다. 설탕은 노폐물과 독성 물질을 만들어 통풍을 유발하기도 하며 혈관의 탄력성을 떨어뜨려 위험성을 증가시킨다.
뚱뚱해 보이지 않는다고 해서 비만의 위험성에서 벗어난 것이 아니다. 마른 비만이기 때문에 겉보기에는 건강하고 날씬해 보이지만 체내에 고도한 지방이 축적되어 있다. 과도한 설탕은 복부 비만뿐 아니라 심장, 간, 신장, 췌장 등 신체기관에 지방으로 축적된다.

아랫배가 불룩 나왔다면 내장지방이 쌓인 것으로 설탕이 들어있는 음식을 줄여야 한다.
우리가 단 음식을 계속 먹으면 많은 인슐린을 분비하여 결국 췌장은 지치고 우리 몸의 세포가 둔감해지며 혈당 수치가 올라간다. 결과는 침묵의 살인자인 당뇨병이 와 일생 삶의 질은 나빠진다.
우리나라의 당뇨 인구는 당뇨병 전 단계까지 합하면 2025년까지 1천만 명에 이르게 되고 전 세계적으로는 5억 명이 당뇨병에 시달리게 된다고 한다.

수많은 질병의 근본 원인은 과도한 설탕 섭취로 그로 인해 심장질환과 암으로 사망한다.
암세포는 차갑고 단 것을 좋아하기 때문에 냉하고 달콤한 게 몸속에 들어오면 급성장한다.
그러므로 질병과 암을 예방하기 위해서는 과체중과 설탕이 과다하게 된 음식을 멀리 하여야 한다.

과도한 설탕은 건강에 치명적일 뿐만 아니라 불안, 우울, 공격성, 사고장애, 집중력 저하, 기억력 및 학습능력저하 등과 같은 증상이 생긴다. 특히 두뇌를 손상하여 축소되는 것으로 추측된다. 그래서 혈당 수치가 높은 당뇨병 환자가 치매에 걸릴 확률이 높다고 한다.
설탕으로 인하여 체중이 비만인 사람 역시 적정 체중인 사람보다 10년 이상 노화하여 저장 공간인 해마의 크기가 더 작아져 기억력이 쇠퇴해진다.

그런데도 설탕이 듬뿍 든 초콜릿이나 아이스크림, 케이크를 한 입 베어 물며 기쁨에 춤을 추는데 설탕이 혀에 미각을 자극하면 뇌는 대뇌피질에서 기분 좋게 만드는 도파민이 분비하기 때문이다. 이러면서 설탕에 중독되어 또다시 가공식품을 찾게 된다.
설탕은 과도하면 독이 된다는 것을 잊지 말아야 한다.
설탕을 많이 먹을수록 더 많은 양의 설탕을 원하게 되는데 단맛 중독은 코카인 마약만큼 중독성이 강하다.
요즘 새롭게 유행하는 무설탕 또한 설탕 대신 하는 감미료라는 것에 현혹돼서는 안 된다. 이것은 강한 단맛을 내는 화학적 기법으로 우리의 혀를 속이는 수법이라 할 수 있다.

사람들은 설탕은 나쁘고 벌꿀은 괜찮다고 알고 있으나 벌꿀 성분의 80%가 과당과 포도당 같은 설탕이다. 그러므로 설탕 한 스푼을 먹는 것과 벌꿀 한 스푼 먹는 것과 같다.
벌꿀 중에서 천연 벌꿀은 얻기가 아주 힘들어 고가이지만 가능한 천연 벌꿀을 먹어야 한다.
슈퍼마켓에서 판매하는 벌꿀은 제조과정을 거쳤기 때문에 영양분이 감소하거나 열에 노출된 제품이다.
사양 벌꿀도 인위적으로 꿀벌에게 설탕을 먹여 생산하는 꿀이므로 설탕과 마찬가지이다.
말린 과일도 많이 먹으면 설탕을 먹은 것과 같아 조금만 먹는 것이 좋다.

인공감미료는 설탕 대신 단맛을 내는 화학합성물로 지속해서 많이 먹는 경우 두통, 어지럼증, 체중증가, 우울증, 뇌암과 같은 병을 유발하여 매우 위험하다.
동네 마트에서 판매되는 가공식품에는 설탕이 모두 다 들어있다고 보면 된다.

간단한 방법은 가공식품은 피하는 것이지만 쉽지만은 않다. 캔이나 포장지에는 설탕 표시가 없어도 법적으로는 책임이 없기 때문이다. 소비자들의 매출을 끌어내기 위하여 라벨에는 탄수화물(당류)로 분류할 뿐이다. 국민건강에 설탕이 위협을 느끼자 정부에서도 심각성을 알고 의무적으로 표시하고 있으나 눈에 잘 띄지 않아 무의미하다. 그리고 소비자들이 라벨 표시를 일일이 읽어보고 장바구니에 담는 경우는 거의 없다.
우유에는 설탕이 없는 거로 알고 있는 소비자가 대부분이지만 가공하여 포장 시에 설탕을 가미한다. 심지어 치즈, 버터, 요구르트 낙농 제품에도 가공 시에 젖당의 함량이 다양하다. 커피, 녹차, 주스, 과일도 하루에 두세 잔을 넘기면 당분을 과도하게 섭취하게 된다.

차는 가공하지 않은 허브차나, 꽃차가 좋고
과일은 생명의 나무라고 불리는 코코넛이 좋다. 코코넛은 섬유질, 비타민, 미네랄이 가득 차 영양분이 풍부한 에너지원으로 열대지방 섬 원주민들은 수백 년 동안 식품과 약품으로 활용해왔다.
과당이 전혀 없으며 맛이 좋고 인슐린이 증가하지 않는다.

## 4. 120세 장수촌 오키나와

1939년~1945년까지 세계 2차대전이 일어난 시기의 평균 수명은 50세 이하였고, 우리나라도 한국전쟁이 일어난 1950년대 평균 수명이 50세 이하였다.

그 후 한국은 1988년 서울 올림픽 이후에 평균 수명이 70세, 오키나와의 평균 수명은 80세로 늘어나 일본이 세계에서 가장 평균 수명을 자랑하는 장수국이 되었다.

현재는 모나코나 이탈리아가 장수국에 이름을 올리지만 오랜 기간 장수국임을 인정하는 나라는 역시 일본이다. 일본 내에서도 오키나와를 장수촌으로 꼽는다.

앞으로 일본은 2035년의 되면 4명 중 1명이 노인 인구가 된다.

일본 최남단에 위치에 있는 오키나와 사람들은 부모로부터 이어받은 유전적 조건도 있지만, 식습관, 생활습관, 운동 등 여러 방면으로 노력해왔다.

좋은 유전자를 타고 태어났다고 해도 성인병과 암을 유발하고, 나쁜 유전자라도 노력으로 복원되고, 건강이 나빠져도 올바르게 생활한다면 장수할 수 있다.

인간에게는 유전자가 손상된 부분을 복원하는 능력이 있고 그 수리 능력은 각 개인의 노력 여하에 달려 있다. 가족력에 의해 유전적인 조건이 불리하더라도 올바른 생활습관을 유지하는 것이 가능하며 장수를 가능케 한다.
70세~80세를 넘어 서면 90세~100세 도달하기가 수월하고 100세가 왔다면 110세~120세까지도 가능하다.

일본의 인구는 1억 3천만 명으로 가장 오랫동안 장수국을 유지하고 있어 100세가 되는 날에는 오픈카를 태워 축하해 주는 것은 후손들에게 장수 습관을 배워서 실천해 보이기 위한 축제다.
장수촌에는 3대 성인병이 거의 없다.
①암 ②심장병 ③뇌졸중은 다른 지역에 비하여 30%도 되지 않는다.
**특히** ①고혈압 ②당뇨 ③신장 ④뇌혈관 ⑤심장질환이 생기지 않도록 해야 하는데 노인들의 사망원인이 성인병에 의한 것이므로 발병하지 않게 하는 것이 장수의 조건이다.
성인병 환자의 비율이 낮으면 치매 환자 비율도 낮아지는데 오키나와도 치매 노인 발병률이 낮았다. 따라서 고혈압 환자가 다른 도시에 비해 적어 뇌졸중으로 사망하는 확률 역시 다른 지역에 비해 반도 되지 않는다.

약식 동원(藥食同源)이란 말이 있다. 약과 음식은 그 근원이 같다는 말로 의식동원(醫食同源)이라고도 하는데 사람은 태어난 고향 땅에서 나는 신토불이 음식을 먹어야 한다는 뜻이다. 그러나 단지 먹기만 하는 것이 아니라 먹는 가운데에서 즐거움을 찾고자 한다. 이것이 식도락이다. 그리고 여기에다 보신과 장수를 더 해야 제대로 된 식단이다.
그 결과 모든 것이 음식의 재료다.
중국인의 음식 종류도 수천 종으로 다양하고 중요하게 여겨 곰 발바닥, 바다 제비집, 상어지느러미, 원숭이의 골, 뱀이나 개를 비롯한 음식을 먹는다. 원나라 때 <철경록>이란 요리법에 자세히 설명하여 놓았으며 <본초강목>에는 인체 각 부위에 대한 약초를 기술해 놓았다.
자신이 태어난 고향 땅의 음식과 제철 음식을 먹어야 한다는 것은 음양 관계나 오행설과 함께 동양에서는 매우 중요한 개념이다.

특히 한식은 보약과 같아 생로병사에도 그 영향을 받는다. 결국은 아프지 않도록 잘 먹는 것이고 아픈 것을 낫기 위해 잘 먹는 것이다. 중국과 일본 음식에 비해 한식은 유난히 약식 동원 사상이 더 드러난다.
전통 한식을 보면 형형색색 이루어져 있는데 여러 가지를 조화롭게 먹고자 하는 일환으로 보기에 좋은 것이 목적이 아니라 각 음식의 음양과 오행에 따라서 상극인 음식을 함께 차리지 않는 등의 지혜가 들어있다.

오키나와 사람들은 바다에서 채취한 각종 해산물인 조개, 문어, 오징어로 국을 해서 먹는데 해산물에는 각종 미네랄과 단백질, 칼슘, 콜라겐이 풍부하여 뼈에 좋으며 피부 주름에 좋아 노화를 늦추는데 탁월하다. 식사 시에는 국물과 밥을 따로 먹는 것이 좋으며 국에 밥을 말아 먹으면 밥을 씹지 않고 후루룩 넘기게 되어 위와 뇌에 좋지 않기 때문이다.

단명한 사람들을 보면 헤모글로빈 저하로 빈혈이 많은데 육류로 충분한 단백질을 보충할 필요가 있다.
혈액을 구성하는 단백질 중 알부민이 차지하는 비율이 가장 높은데 알부민은 혈액의 수분을 유지하고 정상적으로 순환할 수 있게 하므로 단백질 섭취가 중요하다. 그래서 오키나와 장수촌 사람들은 돼지고기와 산양고기로 스테미너 요리를 자주 해 먹는다. 오키나와 거리에서 산양요리 전문점이 많이 보이는 것으로 보아 그만큼 단백질의 중요성을 아는 듯하였다.

오키나와 사람들은 식생활이 검소하여 빈약해 보일 수도 있지만, 식탁을 보면 모든 영양소가 골고루 갖춰져 있다.
자연에서 나오는 곡식이나 먹거리는 가리지 않고 전부 먹고 특히 채소는 감자, 고구마, 토란 등 줄기부터 뿌리까지 버리지 않고 모두 먹는다.
오키나와 사람들은 섬 지역이라 육지로 돈벌이를 하러 나가면 집에 남아 있는 사람은 농사지은 것으로만 끼니를 해결해 왔는데 오히려 그것이 건강 장수식단이 되었다.
우리나라는 가난한 밥상에 잡곡밥과 된장 국뿐이었으며 일본은 단무지에 낫또 뿐이었다. 오히려 그런 기름지지 않은 소박한 식사가 습관화되어 장수의 비결이 된 것이다.

슈퍼푸드라고 불리는 낫또는 칼로리는 낮고 영양은 높다.
낫또의 주원료인 콩에는 단백질, 칼슘, 철분, 비타민 등 몸에 좋은 영양분이 풍부하여 면역력, 혈관 건강, 혈전 용해, 항암 작용, 다이어트, 변비 등에 좋다.
다량의 황산화 효소가 함유되어 혈관 속 노폐물인 혈전이 쌓이는 것을 막고, 혈전을 분해하는 능력이 있어 동맥경화, 고혈압, 심근경색을 예방한다.
사포닌 성분이 세포의 산화를 방지하여 노화 방지 효과가 있으며, 풍부한 식이섬유와 유산균이 소화작용을 촉진하여 위장과 장운동을 활발하게 해준다.
여성호르몬인 에스트로겐 성분이 들어있어 갱년기 증상 완화에 도움이 된다.
뼈에 좋은 칼슘이 많아 골다공증과 면역력 강화에 좋다.
소량에 많은 단백질이 들어있어 다이어트 음식이라고 한다.
우리나라의 청국장과 유사하므로 우리나라에서는 청국장을 자주 먹으면 건강 장수에 효능이 있다.

오키나와는 두부의 섬이라고 말할 정도로 두부를 많이 먹는다. 두부는 동양의 치즈라고 불리며 조상을 숭배하는 제사에도 두부를 상에 올린다. 발효식품인 두부는 장수식품으로 오키나와의 자랑거리다.
콩류와 녹황색 채소가 많이 나서 먹으며, 육류는 돼지고기와 닭고기, 차는 녹차를 마셔 콜레스테롤이 높지 않게 한다.
단백질이 부족하지 않도록 달걀 1개와 두부는 매일 먹는다.
기온이 온난하여 특유의 채소가 여러 가지가 있다. 특히 여름 채소인 여주가 특산품일 만큼 많아 당뇨 예방에 탁월하다.
오키나와는 바다로 둘러싸여 있어 각종 생선은 풍부하지만, 해초류는 많은 편은 아니다. 그런데도 다시마는 빠트리지 않고 즐겨 먹어 성인병을 예방하며 칼슘이 풍부하여 뼈가 튼튼하고 탈모를 예방한다. 다시마로 가장 효과를 보는 것은 간 질환을 예방하는 것으로 오키나와 사람들의 장수 비결인 불로초였다.

장수 노인들은 정신이 수정처럼 맑다. 그들은 새로운 것에 늘 도전을 하기 때문이다.
고스톱이 치매에 도움이 된다고 하지만 늘 똑같은 놀이는 그리 도움이 되지 않는다. 그러므로 노래, 악기, 춤, 독서, 글쓰기 등 복지관에서 가르치는 60여 종 중에서 자신에게 맞는 취미를 골고루 하면 치매 예방에 큰 도움을 가져온다.

육체만 건강하고 정신은 치매에 걸리는 것도 큰일이다.
치매 걸린 부모를 간호하는 가족들은 죽을 지경이다. 긴 병에 효자 없다고 치매 부모를 요양원이나 병원에 입원시켜 치료받게 하며 요양보호사를 붙여서 대소변을 받아내고 식사도 떠먹여서 보살피는데도 퇴원해서 집으로 가자고 보챈다. 자식들도 직장에 나가야 하는데 목욕시키면서 일거수일투족 시중을 들어야 하니 직장도 그만두어야 할 지경이다.
오키나와 노인들은 치매 걸려 막무가내인 노인들을 찾아보기 힘들며 나이가 많아도 노인 같지가 않다.

오키나와의 작은마을을 둘러보다가 어느 마당에서 식사하는 모습을 보게 되었다. 그분들은 노부부였는데 초면인데도 같이 식사 좀 하자고 권한다. 식사하였다고 하여도 몇 번이고 권하면서 고야찬푸루(돼지고기, 두부, 채소 등을 섞어서 볶은 오키나와 전통음식)가 있으니 반찬은 식사할 만하다는 뜻이다.
오키나와 사람들은 전통음식을 자주 해 먹으며 시골 인심처럼 맛있는 음식일수록 이웃과 나누어 먹는다고 한다.
환송식 연희 때는 반드시 산양을 잡아 회식하고, 산양요리는 가족끼리만 절대로 하지 않고 친척과 이웃을 초대하여 다 같이 먹는다. 산양요리는 평소에는 맛볼 수 없는 귀한 음식이라 공동으로 특별할 때만 단백질을 섭취하는 기회가 된다.

오키나와 식사는 빈부 차이가 없다.
상류층 - 공무원, 중류층 - 회사원, 하류층 - 농어민 3계층에 대해서 영양가를 검사해 보았지만 모두 영양의 차이가 없었다.
소득이 많다고 진수성찬으로 잘 먹고 소득이 적은 하류층이라고 영양섭취를 못 하지 않았다. 공동으로 식사하는 경우가 많고 평소에도 두루두루 식사를 자주 하므로 영양이 차이 날 이유가 없었다.
평등하게 식사하니 장수하는 사람도 평등하게 나올 수밖에 없고 그렇게 다 같이 장수하니 오키나와 지방이 장수촌으로 자리매김하고 있다.

오키나와는 제주도와 같이 비바람이 심하여 곡식이 잘되지 않아 쌀농사가 뒤떨어져 있다.
토지도 좁고 태풍과 가뭄도 심하여 농작물이 전멸하기 때문에 뿌리 곡물인 고구마, 감자, 토란과 동물성 식재료에 의존한다.
기독교에서는 살아 있는 모든 동물은 인간의 음식이 된다 하였고, 불교에서는 살육은 제약 시 되던 것이 이제는 모든 가축이 식용으로 되어 목축업이 발달하였다.

오키나와는 온난한 기후라 싱싱한 풀이 끊이지 않고 펼쳐져 있어 고구마 줄기나 감자 잎이 풍부하여 돼지 사료에 적합하다. 그러다 보니 오키나와 시민의 90% 이상이 돼지를 사육하고, 일본 돼지고기 생산량의 50%이다 보니 얼마나 많은 돼지를 기르는지를 알 수가 있다. 그래서 오키나와 하면 돼지고기로 유명하다.
돼지 도살도 주인이 직접 하여 늘 돼지고기를 섭취하다 보니 돼지고기가 장수에 영향이 있음을 알게 되었고, 제2차 세계대전 후 군에서 돌아온 젊은이들이 영양실조에 걸려있는데 돼지고기와 뼈를 고아 국물을 주었더니 회복되었다.
돼지족발에는 다량의 콜라겐과 단백질이 들어있는 식품으로 피부혈관, 간장, 근육 결합에 효과가 있어 돼지고기는 장수 식품이며 미용 식품이다.

요즘 비건 인들이 많아지고 있다.
비건이란? 동물성 지방을 피하고 과일, 채소, 곡물 등 식물성 식물만을 먹는 채식주의자들을 말한다.
한때는 육식이 몸에 좋지 않다고 하여 마치 웰빙인 것처럼 붐을 일으켰지만, 이것 또한 영양에 불균형이 와서 문제 시 되기도 하였다. 이렇듯 모든 음식을 적당히 골고루 먹어야 하지 한쪽으로만 치우친 식단은 문제가 된다는 것이다.
어린 학생들을 비교해 볼 때 육식으로 키가 성장하고 초경이 빨라지는 것만 보더라도 고기가 성장기 청소년에게 영양에 큰 도움이 되고 있다. 살이 찐다고 육식을 기피 하면 성장에 악영향을 끼친다.

오키나와는 일광을 충분히 받을 수 있는 온난한 기후이다. 일광욕은 비타민 D를 만드는 작용을 도우며 뼈의 발육이 된다. 일광욕이 충분한 노인들은 허리가 굽어지거나 지팡이를 짚고 다니는 노인을 볼 수가 없다.
기온은 평균 22℃며 최저 기온은 10℃인 겨울과 최고 기온은 32℃ 여름이지만 강한 바람 때문에 그렇게 덥게 느껴지지 않고 기온 차가 크지 않다.
일본의 최북단 홋카이도의 겨울은 영하 10℃이고 여름 최고 기온은 35℃로 기온 차가 40~50℃로 크다.
그러면 기관지염, 폐렴이 발생하기 쉽고 또 심장이 수축하여 심근경색을 일으키기 쉬우며 혈관이 수축하여 혈압이 높아져 뇌졸중을 일으킨다.
사람은 나이가 많으면 환경변화에 적응하기 어렵다. 그러므로 기온 차가 클수록 면역력에 쉽게 노출되므로 홋카이도 보다 오키나와의 노인들이 건강한 이유이다.

오키나와는 늘 따뜻한 곳이라 사계절 구분이 거의 없어 제철이라는 감각이 없다.
인구는 약 150만 명 정도로 한국의 강원도나 대전 인구와 비슷한 규모이며 제주도 남쪽 먼 곳에 떨어져 있어 대만 가까이 위치에 있다.

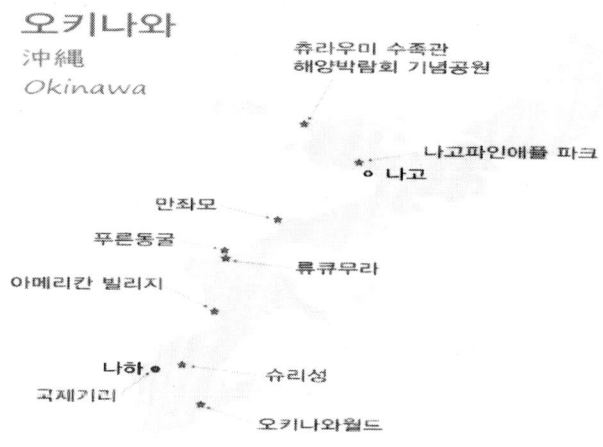

오키나와 장수촌을 보고 비결을 알기 위해 해마다 많은 관광객이 몰려오며 우리나라에서도 오키나와로 2박 3일 여행 코스로 많이 간다.
우리나라에서 오키나와(나하공항)까지 직항이 있어 2시간 정도 비행시간이면 갈 수 있는 아주 가까운 곳이다.
사면이 바다로 둘러싸여 있는 섬으로 우리나라 제주도와 비슷한 휴양지라 일본인들도 휴가 때 많이 가는 곳이다.
오키나와 공항에서 시내로 가는 빠르고 쉬운 방법은 모노레일(유이레일)을 타는 것인데 40분이면 갈 수 있고 요금은 230엔 정도다.
오키나와에서 관광지를 다녀보고 싶으면 도보로도 가능하지만 걷는데 힘들다면 10분에 한 대씩 오는 유이레일로 타고 가는 것도 좋고, 렌트 카를 이용하는 것도 좋다.

관광지로는 인사동 같은 도자기 거리가 있는데 코발트 색상의 안료로 만든 도자기가 유난히 많고 예쁘다.
시야가 깨끗한 바다에서는 멋진 풍광과 고래와 거북이도 보고 스쿠버 다이빙도 할 수 있다.
세계에서 3번째로 큰 수족관은 3만 종의 물고기가 장관으로 얼대 섬 디운 면모를 보이고 있다.
여러 가지 공연과 이것저것 볼거리가 많고 바다 너머 이에 섬에도 가 보려면 자유여행으로 렌트카를 이용하는 게 좋다.

오키나와는 난대와 한대가 만나는 바다라 다양한 어종이 서식하고 있어 사육사들이 하루에 한두 번씩 양배추나 배추, 호박을 수초 대신에 주고 있다.
똘똘한 돌고래쇼 공연은 봐도 봐도 재미가 있다.
노인들은 오키나와에 3박 4일 정도로 한 번 다녀오면 장수에 관한 공부도 할 겸 효도 관광으로 추천할 만한 지역이다.

## 5. 나이 먹은 마음가짐

 노년기는 젊은 시기보다 마음의 여유가 있다. 그동안 가진 풍파와 희로애락 속에서 연륜이 쌓여 웬만한 일에는 놀라거나 호들갑스럽게 휩쓸리지도 않는다.
'노인이 죽으면 도서관 하나가 불타는 것과 같다.'라는 속담을 보더라도 그만큼 상식과 지혜가 풍부하다는 것이니 어느 노인이든 다 존경받을 만하다.
그런데 스스로 노인임을 자처하여 대접만 받으려고 하고 욕심과 자기중심적으로 고집을 부리는 노인은 젊은 사람들에게 대집받지 못한다.
시대의 흐름이 얼마나 빠른지 알면 권위보다는 소통이 중요함으로 여기에 자신을 맞추지 않으면 자연히 도태된다.
이런 사람들은 같은 노인이라도 노인답지 못한 짓을 보면 '나는 저런 늙은이가 되지 말아야지' '인자하고 너그러운 모습으로 살아야지' 하게 된다.

나이가 들면 자신의 내면을 들여다보는 마음의 눈으로 성찰하여야 한다.
오늘은 남에게 결례되는 짓을 하지 않았는지?

내 밥 먹고 왜 남에게 험한 소리를 듣고 멸시를 당하며 사는가? 그런 이유는 여러 가지가 있다.

첫째, 부와 물질에 대한 욕심과 집착이다.
나이가 들면 생활이 단조로워서 돈 쓸데가 많지 않다. 약값이나 경조사비, 외식비 그리고 자신의 건강을 위해 투자하는 건강식품이나 보약 정도다. 그 정도 쓸 돈만 있으면 더 이상의 돈은 필요 없다. 국민연금이나 기초연금 복지관 일자리에서 월 70만 원까지 지원한다. 그 이후에 자녀들이 매월 주는 용돈만 가지고도 손자 손녀 선물도 사주고 친구들과 어울려 밥도 살 수 있다. 그 이상 돈이 있으며 쌓아 두었다 죽을 때 가지고 갈 수 없으니 고스란히 남겨두고 남에게 좋은 일만 시키고 저세상으로 가게 된다.

노년에 경제 활동을 하는 것은 돈을 벌어 저축하려고 하는 것이 아니고 젊고 활기찬 삶을 살기 때문에 건강에 도움이 돼서다. 늙어서 돈에 대해 지나친 욕심과 집착은 정신 건강에 부정적인 영향을 미칠 수 있다. 그러므로 돈 때문에 큰 불편함만 없으면 되는 것이지 일확천금을 벌어 부귀영화를 누리겠다는 욕심은 독이 되어 일찍 죽는다.

두 번째는 사람은 누구나 자신의 명성이 세상에 알려지기를 원한다. 자신의 존재와 가치를 알아주기를 원하기 때문에 나이가 70~80세가 되어도 부단히 아등바등한다. 호랑이는 죽어서 가죽을 남기고 사람은 죽어서 이름을 남기기 위해서다.

나이가 들어서도 권력욕과 명예욕에 목매어 있다면 불명예가 부메랑으로 돌아온다.

권력과 명예에 대한 집착을 해소하기 위해서는 과욕은 버리고 오로지 자신의 발전과 건강 장수를 위해서만 힘써야 한다.
왕년에 잘 나가던 것은 필요 없다. 자신이 젊었을 때 자랑은 과거에 일이다. 향수에 젖어 있으면 퇴보하고 초라해진다. 과거를 자랑해 봐야 타인들은 감동은커녕 미동도 하지 않는다. 오로지 자신만이 도취 되어 독백일 뿐이다.
사람은 현재인 지금을 가장 중요시한다. 지금의 삶에 불편한 데가 없고 늘 즐거우며 하루하루가 지루하지 않고 보람이 있으면 행복한 것이다.
자신이 한 행동이 사람들과 세상을 평화롭게 하는 데 도움이 되이 자언스럽게 이름이 알려지는 것은 더할 나위 없이 바람직하다. 인류에 기여 하는 있는 작은 것 하나라도 남긴다면 금상첨화다.
성경에서도 내일의 일은 내일 걱정하라는 구절이 있다. 즉 사람은 제아무리 어려워도 솟아날 길이 있으므로 미리 걱정할 필요가 없다는 뜻이다. 그런데도 나이든 노인들이 빈곤으로 인하여 자살하는 것은 잘못된 판단에서 비롯된 것으로 어리석은 짓이다.

세 번째는 사람은 한평생 부딪치면서 살아가는 존재들이다. 마주치는 상대방은 생각과 감정을 지니고 있다. 그러다 보니 사람의 감정은 어디로 튈지 모른다. 감정을 공격받으면 평정심이 한순간에 무너져 내리기 쉽다. 그러면서 서로에게 마음에 상처를 주기도 하고 받기도 하며 상대방을 원망하며 삽시간에 적을 만든다. 서로 좋아하다가 증오하여 동전의 양면처럼 변화무쌍한 인간관계에서 엎치락뒤치락하는 두 가지 감정이 지배한다. 부모, 형제, 부부지간, 수십 년간 친하게 지내던 죽마고우, 사회 생활하다 만난 거래처까지 잘 나가다가도 사소한 작은 것 하나에 180도 돌변하여 예상치 못한 괴물로 변하며 뒤돌아선다.

사람은 감정의 동물이므로 컨트롤을 능수능란하게 잘 할 줄 아는 사람이 큰 인물이다. 큰 기목일수록 감정을 잘 드리내지 않는다. 자신의 감정을 건드려도 속으로 삭이며 속으로 참고 겉으로는 무표정하거나 오히려 미소로 받아넘기는 너그러운 아량을 가지고 있다. 그러나 소인는 자신의 털끝 하나만 건드려도 참지 못하고 즉시 발끈하며 사생결단식으로 대항에 나온다. 속이 좁아 자신의 허물은 전혀 생각지 않고 상대방만 나쁘다고 생각되어 조금도 물러서지 않으려고 한다. 그러나 반드시 성질내는 사람이 먼저 지게 되어있다.

사람은 마음먹기에 달려 있고 자기 생각이 자기 팔자이기 때문에 집이 작다고 불행한 것이 아니라 마음이 작아서 불행을 자초하는 것이다. 그러므로 집이 커서 행복한 것이 아니라 마음이 넓어서 행복한 것이다.
생각이 짧은 사람은 사랑하는 사람을 소유하고 지배하고 구속하려 한다. 그런 행동은 상대방만 아니라 자신에게도 불행을 가져다준다.
사랑이라는 감정이 집착을 낳고 그 집착과 욕심이 채워지지 않을 때는 한순간에 증오로 돌변하게 되는 것이다. 증오는 사랑하는 사이에서만 아니라 일반적인 사이에서도 일어난다. 자신에게 금전적이든 육체적이든 정신적이든 어떤 걸 하나라도 피해를 받았다면 상대에게 미워하고 증오심을 갖게 된다. 그래서 자신은 피해자이고 상대는 가해자이기 때문에 피해 의식 속에서 가해자를 용서하지 못하고 원수가 되어 적으로 말도 섞지 않고 오고 가지도 않으며 평생을 살아간다.
가해를 준 가해자는 죄의식에 시달리기 때문에 자기 성장을 가로막아 가장 어둡고 파괴적이게 된다. 정신 건강에 악영향을 주는 행위는 육체에도 독이 되어 건강과 수명에 크나큰 영향을 준다.

스트레스를 해소하기 위해서는 화해로서 또는 용서를 빌어 중화시키는 자가 이기는 것이고 지혜로운 사람이다. 작은 상처에도 평생 원한을 갖고 산다는 것은 자신에게 독이 되는 가장 어리석은 짓이다. 큰 사람답게 너그러워지려면 피해 의식에서 먼저 벗어나야 한다.
내가 피해자라는 생각으로 무의식에 있는 한 감정은 정화할 수가 없다. 자기에게 피해를 준 가해자를 생각하면 할수록 증오심이 커지면서 저주하거나 생각만 하면 자다가도 벌떡 일어나진다면 독이 쌓여 질병으로 이어진다.
속이 좁은 사람은 가장 가까운 사람까지도 여러 명의 적을 만들어 간다. 자신은 다 잘 했고 상대는 다 잘못하였다고 아전인수(我田引水)격으로 생각하고 있기 때문이다.

자기가 모든 사람으로부터 피해를 받는다고 생각하는 사람은 보편적으로 사사건건 남의 탓으로만 돌리는 유형의 사람들로 신경질적이고 날카로워 보인다. 나만 피해 봤나? 라는 편견을 갖지 말고 상대도 나로부터 피해를 봤다고 생각을 바꿔야 한다.
정신병자나 마약에 취해서 처음 보는 사람에게 묻지마 폭행을 당하지 않는 한 100% 상대만 잘못한 것은 아니다. 나 자신도 상대에게 잘못한 것이 있고 자기 위주로만 생각하기 때문에 남이 탓만 하게 되는 것이다. 평화로워지려면 너그럽게 자유로워져야 한다.
나이가 들면 고약한 성질도 정화되어 부드러워지는 법이다. 먼저 상대에게 다가가서 화해하고 응어리를 풀면서 가슴에 눌려 있던 바윗덩어리를 내려놓아야 가벼운 마음이 될 것이다.

가슴이 평화로운 사람은 행복한 사람이다.
악연의 집착은 어리석음에서 생기고 어리석음은 사람 사는 방법을 모를 때 생긴다. 이러면 돈과 명예에 집착하게 된다.
인생을 어떻게 처세해야 하는지?
한평생 건강은 어떻게 유지해야 하는지?
지인들과 유대관계는 어디까지 맺어야 하는지? 를 고민하고 늘 생각해야 행복이 온다.

일생을 살아가면서 울고 웃고 사랑하고 미워하고 살아가면서 깨달아 왔어도 감정을 추스르지 못하면 그동안에 교훈은 물거품이 된다. 두 손을 가슴에 얹고 자신의 허물을 깊이 반성해 보면 단점을 고쳐 나갈 수 있다.

종일 TV만 보는 것은 세월을 낭비하는 것으로 자신을 수양할 수 없다. 성서와 교양서적을 탐독하고 여행을 통해 시야를 넓히고 베풀고 사는 것이 자신이 개발되어 마음이 넓고 너그러운 인물로 변한다.
늙어서도 독서를 하면 인생의 깊이를 알게 되어 존경을 받게 된다. 할 일이 없어서 심심하다 하면서도 책 한 권 읽지 않는 사람은 인간의 존엄이 무엇인지? 어떻게 나은 사람이 되어가는지 몰라서 단 한 번뿐인 인생을 낭비하고 만다.
나이 먹어서도 신문을 보고 책을 읽는다면 그렇지 않은 사람보다 훨씬 건강하고 젊게 살기 때문에 오래 장수하며 존경을 받을 수 있다.
장수를 연구하는 기관에 의하면 지식이 높은 학자일수록 장수하는 것으로 보아 독서를 하는 사람치고 치매가 있는 사람이 없기 때문이다.

독서를 하는 사람은 정신이 수정처럼 맑지만 그렇지 않은 사람은 나이가 들면서 자꾸만 깜빡깜빡하며 핸드폰도 잃어버리고 통장이나 지갑도 자주 잃어버린다. 그뿐만 아니라 분명히 목적이 있어서 갔는데 가서는 무엇 때문에 그 방에 들어왔는지가 생각나지 않는다. 안경을 끼고 또 안경을 찾고 열쇠를 갖고도 주머니나 가방에서 열쇠를 찾는다. 사람 이름도 갑자기 생각이 안 나고 매일 먹는 혈압약도 먹었는지 안 먹었는지 몰라 아침에 먹는데도 또 한 번 더 먹는다.
이러한 현상이 나이가 먹었다고 누구나 다 오는 것은 아니다. 젊어서 치매가 오는 사람도 있지만 90이 되어도 치매가 오지 않는 것을 봐서도 알 수 있다.
그러면 왜 그런 차이가 있을까? 건강도 건강할 때 지켜야 한다는 말이 있듯이 젊어서부터 생활습관, 운동 부족, 식습관이 누적되어서 나타나는 증상이다. 80대가 되어도 펄펄 날아다니며 활력이 넘치는 사람이 있는가 하면 30대인데 골골거리는 약골이 있다. 이렇게 천차만별인 것은 자신의 인생을 얼마만큼 잘 관리했느냐에 따라 나뉜다.

나이가 들어도 꿈과 희망을 품은 사람들은 하고 싶은 일을 찾아서 열정적으로 활동하기 때문에 젊은이 못지않게 살아간다. 그런 사람을 보면 즐겁고 주위에 즐거운 일을 몰고 다녀 스토리가 다양하다. 언제나 활기차고 열정이 넘치는 한 나이가 먹었어도 청춘이다.
꿈을 멈추지 않고 적극적으로 남은 인생을 설계하면 새로운 희망은 기대감으로 가득 찬다. 자신이 실제 나이보다 젊다고 생각하면 늙었다고 생각하는 사람보다 오래 산다. 내가 늙었다고 생각하는 순간 뇌의 능력도 함께 늙어 떨어진다. 나는 아직도 젊었다며 긍정적인 사람 걸음걸이도 경쾌하며 성큼성큼 빨리 걷지만, '나는 나이가 들어서 틀렸어.' 하는 부정적인 사람은 걸음걸이가 느릿느릿 설설 기다시피 하며 걷는다.

말을 하고 글을 읽고 글을 쓰는 것에 따라 우리의 뇌에 직접적인 영향을 미치게 된다.
암에 걸려서 수술도 하지 않고 그냥 죽겠다는 사람, 늙으면 일찍 죽어야지 하는 노인, 그렇게 정한 사람은 오래 살지 못하고 일찍 죽는다. 반면에 꿈과 희망을 갖고 삶의 목적의식이 있으면 자기 인생에 대하여 더 긍정적이기 때문에 운동 식습관 스트레스 등 자기관리에 훨씬 적극적이게 된다. 생각이 짧고 소극적이며 부정적인 사람은 얼굴과 모습에서 나타난다.

희망은 완전한 힘이다.
희망이 있으면 어떤 절망에서도 어려움을 극복할 수 있다. 희망은 그냥 갖는 것이고 희망은 스스로 찾고 만드는 것이다. 희망은 기대감에 가슴이 설레게 하고 기쁨과 열정으로 뜨겁게 한다.
희망이 없으면 걱정과 두려움으로 아무리 영양가 있는 음식을 먹고 운동을 해도 무기력해진다.
우리의 뇌는 꿈을 먹고 산다. 그러므로 뇌에 희망을 주어야 한다. 늙어도 활기차게 살려면 뇌를 젊게 하는 꿈과 희망을 불어넣어 주어야 한다.

사람은 세월이 흘러간다고 해서 늙는 것이 아니라 꿈이 없고 희망을 버리기 때문에 늙는 것이다. 세월이 흐르면 얼굴에 주름은 생기지만 꿈과 희망을 버리면 영원히 늙는다. 걱정과 두려움이 의심과 절망은 우리가 죽음을 맞기 전에 기를 **빼앗**

아 가는 것이다.
주변에 똑같은 80세인데도 60세 같은 사람이 있고 80세인데도 90세 같은 사람이 있다.
그 차이가 정체성과 가치관이 다르기 때문이다. 나이가 늙었으니 더 이상 바라는 것도 없고 희망도 없다는 고정관념을 갖는 순간 삼시세끼를 잘 먹고 실컷 자고 아침에 일어나도 힘이 빠져 노곤하고 잔 것 같지 않고 물먹은 솜처럼 몸이 천근만근 무겁다.
그렇게 되면 만사가 귀찮아져 친구도 만나기 싫고 의욕도 없어 아무것도 하고 싶은 것이 없게 된다.
희망이 없는 순간 뇌는 도전 대신에 현상유지만을 선택한다. 새로운 찬스가 와도 '이 나이에 무슨' 하면서 뒤로 물러서면 무기력해지고 게을러진다. 나는 이젠 틀렸다고 단정하는 사람은 무너진다.

생활이 단조로우면 새로운 것이 없어서 사는 게 지루하다.
노년에도 도전하고 사회활동을 하고 새로운 사람을 많이 만나는 사람은 80대인데도 청춘이다. 하지만 새파란 젊음에도 호기심도 없고 세상 모든 것에 관심이 없어 문을 걸어 잠근 사람은 나이가 들었을 때 치매뿐만 아니라 몸 전체가 약해져 질병과 싸우게 된다. 우리의 인체는 신비롭게도 나이가 들어도 새로운 뇌세포가 생겨나서 기능이 더 좋아지므로 항상 뇌를 쓰고 움직여야 한다. 이것은 쓰면 쓸수록 발달하는 용불용설(用不用說)과 같다. 정신은 육체를 지배하고 건전한 육체는 건전한 정신을 만든다.

팔다리를 쓰지 않으면 근육이 빠져 가늘어지고 뇌도 자주 쓰지 않으면 약해지므로 기억력, 집중력, 분별력 등이 감소한다. 그러나 반대로 80이 되어서도 훈련을 하면 뇌는 더 젊고 건강하게 유지된다.

뇌를 건강하게 하려면 만족한 숙면, 전신운동, 좋은 식사, 사회활동, 읽고 쓰고 독서 하는 좋은 습관을 지녀야 한다. 더 중요한 것은 내가 몰두할 수 있는 꿈과 희망이 있어야 한다. 그것은 삶의 목적이다. 나는 건강관리를 하여 건강하게 오래 살리라 마음먹으며 80이 되어도 늙었다는 마음을 갖지 말고 젊다는 생각을 하고 새로운 것에 호기심을 갖고 도전하면 사망률이 낮아지고 더 오래 산다.

우리의 뇌는 사망 시까지 변화하며 놀랄 만큼 회복성을 갖고 있다. 이것은 신이 준 큰 선물이라 아니 할 수 없으며 아무리 나이가 많아도 새로운 것을 배우고 경험하면 자기 생각이나 습관을 바꿀 수 있다.

뇌는 기억이나 지능뿐만 아니라 혈압, 맥박, 체온, 호르몬 등 생명을 유지하는 생리적 기능들도 뇌가 연결되어 조정 한다. 그러므로 뇌가 건강하면 신체는 물론 모든 기능이 함께 젊어진다. 나이 먹는 것을 막을 수는 없지만 어떻게 노화를 맞이할 것인지는 스스로에게 달려 있다.

뇌는 즐거울 때 행복을 느낄 때 스스로 고귀한 존재라고 생각할 때 가장 활발하게 움직이고 최고의 성능을 발휘한다.

인생을 낭비하지 말고 값지게 살도록 하자.

## 6. 자기 성격을 알자

 성질이 인생을 망친다는 말이 있다. 그래서 사람의 성격은 운명을 결정한다.
운명은 하늘이 내리는 것이 아니라 자신의 성격으로 자초하는 행동과 말을 통해 내 운명이 결정되는 것이다.
성격은 가족과의 관계, 주변 환경 등에 의해서 형성되는데 한 번 형성된 성격은 쉽게 바꾸기가 어렵다. 하지만 운영을 좌우하므로 능동적으로 바꾸고 개선해 나가야 한다.

모든 사람은 남의 성격은 알아도 자기 자신의 성격은 모른다.
우리는 사람을 다양한 잣대로 비교하면서 구분하는 데 성공과 실패, 배우고 못 배운 것, 잘나고 못난 것, 행복하고 불행한 것 누구나 세상을 살면서 어떤 사람인가 판단하는 기준이 있기 마련이다.
그러나 유독 자신만이 누구인지를 알지 못한다.
실제도 사람들은 자신이 죽을 때까지도 자신이 어떤 사람인지 모른 채 인생을 망친다. 그것은 자신의 길을 막고 있는 성격이라는 강 때문으로 그 강은 마음속에만 존재하여 스스로 깨닫지 못하면 건널 수가 없다.
성격은 자신뿐만 아니라 타인에게도 큰 영향을 미치므로 자신의 성격을 아는 것은 매우 중요하다. 우리가 진정으로 행복하게 산다는 것은 자기답게 사는 것이고 행복한 삶이란 자기다운 삶이다. 자신의 성격 자신에 찬 모습 자기가 하는 일에 가치와 의미를 부여할 수 있어야 자기다운 삶이다.

취업 시 이력서와 자기소개서를 받아보면 자신의 성격을 미화하여 포장된 내용만을 제출하는데 정작 같이 일하다 보면 이력서와는 다른 성격임을 알 수 있다.
취업, 결혼, 비즈니스 등 모든 게 성격에 달려 있다.
성격은 부모로부터 물려받기도 하지만 성장 과정에서 주위 환경으로부터 가장 많은 영향을 받는다.
계모로부터 모진 학대만 받고 사랑을 듬뿍 받아 본 적이 없다면 성장 후 일생을 모난 성격으로 살아갈 확률이 높다.
술 취한 아버지로부터 폭력 학대를 받거나 망나니 아버지가 엄마를 걸핏하면 폭행하여 엄마가 가출한 결손가정에서 자라게 되면 사회에 대한 반감으로 묻지마 폭행을 하거나 반사회적 행동을 하여 평생을 감옥에 드나드는 인격장애 자가 될 확률이 높다.

모든 사람은 성격이 다 다르므로 결혼하기 전이나 자녀를 낳기 전에 서로 성향이 다른 점을 사귀는 동안에 알아야 한다. 우리나라에서 이혼율이 세계 1위인 원인 중에 가장 큰 요인은 성격 차이이다.

성격을 연구하는 학자들은 결혼할 배우자의 성격을 파악하기 전에 바로 나 자신을 먼저 들여다보라고 한다.

외형만 보고는 사람의 성격을 다 판단할 수는 없지만, 어느 정도는 밖으로 드러나기 마련이다. 첫인상이 환하고 맑으면 호감이 가는 사람으로 나쁜 사람은 거의 없고, 왠지 어둡고 칙칙해 보이는 사람은 피하게 된다. 얼굴, 체형, 걸음걸이, 말소리만 보면 돗자리를 깔지 않아도 성격을 짐작할 수 있으므로 어렵지 않다.

사람을 많이 다루는 형사들은 육감적으로도 강도 절도범을 잡아내기도 하듯이 인생 경험이 많은 사람들도 사람을 대충 보고도 수준과 성격을 내다본다.

병원에서 의사들이 진료 시에 환자의 안면부터 살펴보는 이유는 병색이 오장육부에서 나와 얼굴에 드러나기 때문이다.

사람은 크게 3가지 분류하여 알 수 있다.
① 두뇌형은 머리를 써서 편하게 먹고 사는 문인들의 부류다.
사물을 먼저 분석하고 사고하며 사고력도 머리에서 나온다. 지식을 향한 갈망이 있고 지적 사고는 명예욕에 집착해 우월감을 느낀다. 몸은 마르고 날씬하며 가볍고 샤프에 보인다. 표정은 날카로운 편이고 냉정하게 보인다. 목소리도 조용하며 차분하고 진지하지만 차가운 분위기다. 걸음걸이도 다리만 움직이고 상체는 고정되어 있으며 무언가 골똘히 생각하듯이 조용히 걷는다. 이들의 관심사는 대부분 미래에 대한

계획과 준비를 한다. 대화는 딱딱하고 논리적이며 사람과의 거리를 둠으로써 자신만의 영역을 지키려 한다. 건강은 약해 보이고 인간미가 없어 다소 거만해 보인다.

② 몸통형은 대체로 머리보다 몸으로 때우는 편이라 골격이 단단해 강하고 풍채가 좋은 편이다.
무관들에게서 볼 수 있는 당당한 모습에 목소리와 눈에는 힘이 들어가 있고 목소리는 굵고 큰 편이다. 걸을 때도 힘이 넘쳐 씩씩하며 여성도 여장부 같다. 이들은 대화도 직설적이며 단호하며 단정적인 말투다.
비만형이 많아 걸음걸이가 가뿐하지 못해 발바닥에 팔자로 벌어져 있다. 목은 짧은 편에 신장은 크지 않는 편이며 성격은 단순하고 순수하다.
사회 물정에 어두운 편으로 때가 묻지 않아 솔직 담백하다.

③ 정서형은 정이 많으며 남을 의식하는 편이다.
수치심과 남에게 보이는 평판을 중요시하며 남들로부터 잘 보이려고 신경을 쓰며 인정받고 싶은 게 강하다. 사랑과 애욕력이 강해 상처도 잘 받아 공주병이 많은 여성에게 정서형이 많다.
얼굴은 동글동글하고 통통하며 단아하며 아담한 형이다. 칭찬하여 웃음도 많으며 약간의 콧소리로 애교형이다. 걸음걸이는 춤을 추듯이 사뿐사뿐 걸으며 마음은 따뜻하며 사람을 많이 끌어당긴다.
대화할 때도 상냥하고 정서적이며 맞장구를 잘 쳐 주고 공감

형이다. 친밀감을 주며 매력적이어서 이런 사람은 만날 때마다 기분이 좋게 느껴진다.

현재 세계 인구는 80억을 넘는다. 2050년이 되면 100억이 넘고 그 이후부터 감소한다고 한다. 100억 인구의 얼굴이 단 한 명도 같은 사람이 없듯이 성격 역시도 똑같은 사람은 없다. 이 많은 사람이 성격에 따라 인생의 팔자는 바뀌게 된다.

자기다운 삶이란?
자기 성격대로 사는 것이다.
자기다움이긴 인정받으려는 타인들과 조화를 이루어야 한다. 사람은 누구나 자신의 성격대로 세상을 바라보며 성격은 여간해서 변하지 않는다. 그래서 부부나 연인관계에서도 사소한 오해가 큰 사건으로 발전하여 여러 번 쌓이다 보면 결국은 파경에 이른다.
사람은 누구나 행복하게 살기를 원하는데 성격 때문에 불행하게 일생을 살게 되는 것을 쉽게 볼 수 있다. 그러므로 유명인들도 쇼윈도 부부가 의외로 많은 것이다.
겉으로는 더할 나위 없이 행복한 부부로 보이지만 실체적인 부부생활은 불행하기만 한 부부가 많은 것도 성격이 원인인 경우가 제일 많다.

동서고금을 막론하고 위대한 역사적인 인물들도 마음대로 안 되는 것이 있다. 러시아 대문호 톨스토이의 아내도 악처이고 소크라테스의 아내, 링컨 대통령의 아내 모두가 악처였다.
이렇듯 세계 유명한 인물이나 위대한 권력자도 아내와 자녀만큼은 마음대로 할 수 없음을 수 없이 봐 왔다.
업적을 쌓아 위대한 인물이 되었어도 맘대로 되지 않는게 사람과의 관계이다. 본인의 문제점을 모르고 깨닫지 못한 데서 비롯된 악처로 인해 힘들게 살아왔다.

자기 기준에서 바라보지 말고 자기 성격대로 따지지 않으며 상대와 소통하며 고쳐 나가는 것이 가장 중요하다.
맨 먼저 할 일은 대화를 시작하는 것이다.
상대방의 성향에 따라 대화도 달라져야 하며 반응도 다를 수밖에 없다. 상대방의 성향에 맞지 않는 말을 한다면 상대방 말문을 닫을 것이고 대화는 이루어지지 않을 것이다.
대인관계는 대화를 먼저 시작하면서 호감을 얻는 것이다.
타고난 곳과 환경이 다른 곳에서 성향이 다른 사람과 조화를 이루며 산다는 것은 쉬운 일이 아니다. 처음에는 모른 땐 호감이 갔지만 얼마 안 가서 반감이나 미움으로 변한다.

타고난 성격이 서로 다르므로 좋아하게 되는 것과 싫어하게 되는 것도 다르다. 좋아하던 사람에게 프로포즈를 했다가 거절을 당하면 성격의 형태로 반응하는 방식이 모두가 다르다.
두뇌형은 거절당한 후 일단 물러선다. 그리고 원인을 분석하고 전략을 다시 짜서 다시 고백하려고 한다.
몸통형은 거절당하면 실망하지 않고 밀어붙이며 열 번 찍어 안 넘어가는 나무 없다는 식이다.

정서형은 내가 무엇이 모자란 데 하며 분통을 터트리면서 친구에게 털어놓고 위안을 받으려고 하면서 상심에 젖어 좀처럼 벗어나지 못한다.

대인관계에서 항상 따라다니는 것 중 하나가 거절이다.
세일즈맨은 거절로부터 시작이라는 말이 있지만, 일반인에게 거절은 매우 민감하게 반응한다. 인간관계에서도 마찬가지다.
거절이란?
허락하지 않겠다는 거부로 가족, 지인, 친구, 연인, 거래처 모든 상황에서 일어난다.
거절은 싫다는 것인데
두뇌형은 이해가 되지 않기 때문에 의심을 논리적으로 풀어줘야 한다. 깐깐하므로 어물쩍 넘어가는 법이 없어 OK 받기가 쉽지 않다.
몸통형은 화통하므로 분위기만 좋으면 묻지도 따지지도 않고 OK이다. 호걸 형이고 쩨쩨하지도 않은 편이다.
정서형은 감동적이어야 OK 할 확률이 높다. 칭찬부터 하여 마음을 사야 한다. 판매, 보험, 홈쇼핑 등에서 가장 쉬운 상대가 정서 형 즉 가슴 형들이다.

살다 보면 이런저런 부탁을 받을 때가 있다.
싫은데도 관계가 끊어질까 봐 마지못해 들어주는 경우도 있고 딱 잘라 거절하는 사람도 있다.
두뇌형은 OK 할 수 없는 사정을 이야기해서 서운하지 않게

거절하지만
정서형은 상대방의 사정을 공감해 주며 이해하여 흔쾌히 OK 해준다.
몸통형은 기질이 굽히지 않는 소유자로 마음만 통하면 즉시 OK라고 답한 후 원금이나 찬조금도 더 내놓는다.

이러한 유형 외에도 새가슴 같은 유형도 있다.
자신의 집 잔치에는 꼬박꼬박 청첩하여 초대하고 초대에 응하여 봉투를 건네면 그 사람의 초대나 청첩에는 이리저리 핑계를 대며 불참한다. 이렇게 세상사는 법도 사람의 관계도 모르고 단순히 돈이 아까워하는 몰상식한 사람이다.
이런 사람은 자식보다 목숨보다도 자기 자신밖에 모르는 이기적인 사람으로 자존감이 낮다.
자존감이 낮고 성숙하지 않은 사람이 곤란한 상황에 처했을 때, 자신을 방어하기 위해 가장 많이 사용하는 방법이 남 탓을 하고 합리화한다.

또한 성격이 초조해 안달하는 안달형이 있다.
매사마다 잘 될까 안 될까 불안해하고 문제가 없는데도 아등바등 안달하는 천성적으로 불안 초조해하는 사람이 있다.
외출 시에도 불을 끄고 나왔는데도 불을 켜 놓고 나온 사람같이 불안 초조해하고 걱정을 한다.
이런 성격은 대체로 성격이 부정적인 성향 때문이다.
끊임없이 자기비판과 부정적인 말로 자존감을 악화시킨다.
자신의 결점, 실수 등에 집착하여 최악의 상황을 예상하므로 상대방에게 신뢰를 주지 못해 사회일원으로 살아가지 못하게 된다.

배우고 익히고 깨달은 사람은 긍정적인 사람으로 잘 알기 때문에 여유롭고 마음이 편해 긍정적인 성격이 된다.
긍정적인 사람은 성공형이다.
자연적으로 주변에 인맥도 쌓이고 의지가 강하여 창의성도 생겨난다. 마음만 먹으면 못 할 것이 없다는 마음으로 도전적이다.
말에는 힘이 있다. 말이라는 것은 내 생각에서 비롯된다. 의식적으로 그 말을 반복함으로써 그에 합당한 행동을 하게끔 나에게 영향을 미친다. 그로 인해 긍정저인 말은 긍정적인 결과를 가져온다. 긍정적인 말과 행동이 습관으로 자리 잡으면 우리 안에 잠재의식의 힘이 최대로 발휘되어 높은 수준의 성공을 달성할 수 있게 해준다.

성격이 나쁘면 건강이 좋지 않을뿐더러 장수 할 수가 없다.
옛말에 머리가 좋으면 일신이 편하고 지능이 모자라면 몸이 고데다는 말이 있듯이 두뇌가 발달한 사람은 치매도 걸리지 않는다. 하루에 천자를 읽고 백자를 쓰면 두뇌가 발달하므로 치매 걱정은 하지 않아도 된다.
성격이 모질거나 차면 몸도 차고 냉해진다.
몸이 차면 건강에 악영향을 끼쳐 여성은 불임으로 아기를 갖지 못하고 몸이 찬 곳에 암세포가 증식된다.
성격이 차갑고 찬바람이 쌩쌩 도는 사람 치고 장수하는 사람을 지금까지 보지 못 하였다.
늘 온화하고 따뜻하며 웃음이 많은 사람은 평화롭고 행복하므로 장수를 보장한다.

성격이 원만한 사람은 여러 사람이 모인 자리에서 종교 이야기, 정치 이야기, 남의 집에 가정사를 이야기하지 않는다. 성격과 지혜가 있어서 각자의 종교와 정치의 의견이 다 다른데 자신이 느끼고 생각하는 편에 치우쳐서 편견을 들면 싸움을 일어나기 때문이다. 싸움하면 화가 나서 스트레스를 받고 건강에 가장 나쁜 것이 스트레스이므로 자초하는 짓은 하지 말아야 한다.

# 7. 복지관을 이용하자

 전국 시군구 구청에는 평생교육을 가르치는 프로그램이 60여 가지가 있다. 노인정이나 경로당보다는 복지관을 이용하면 좋다. 국가에서 거의 실비만을 받고 운영하며 노인종합복지관 홈페이지에 접속하면 강의 계획이 안내된다.
컴퓨터나 스마트폰 활용할 수 없는 어르신을 위하여 정보를 드리사면 나음과 같다.

60여 종의 교육 내용을 알아보자면.

①건강 교육으로
요가, 한국무용, 댄스, 스포츠, 라틴 댄스, 웰빙 댄스, 우리 춤, 맷돌 체조, 차밍 댄스, 파워 체조, 활력 체조 등이 있다.
노래 교실은
적게는 10여 명에서 60명, 단위가 큰 곳은 백 명씩 단체로 선생님 한 분이 일주일에 한 번 2시간씩 4개월 동안(16주) 과정이다.
한 가지 과목에 4개월 동안 배우는 비용은 2만 원 미만이면 4가지 과목까지도 배울 수 있다. 그러나 여성 지원자가 많을 때는 추첨을 하여 당첨되어야 한다. 남녀 짝을 지어 배우는 종목은 남성이 부족해서 남성은 거의 다 당첨되며 인기 과목은 경쟁률이 높다.

②정보화 교육에는
컴퓨터 초급, 중급, 고급, 파워포인트 네 개 과목이 있다. 프로그램마다 실력에 맞게 반을 나누어 강사가 알아듣기 편하게 설명하고 1:1 맞춤 교육도 해준다.

③스마트폰 수업도 왕초보, 생활반, 활용반으로 구분 지어 소수 인원만 등록을 받는다.

④교육 문화는 영어, 일어, 중국어, 문예 창작, 한문반으로 나뉜다.

⑤예능교육은 한글서예, 한문 서예, 사군자, 하모니카, 오카리나, 풍물, 노래 교실, 기타, 색연필, 모델, 사진 교실 등이 있다.

1학기 1월부터 4월까지
2학기 5월부터 8월까지
3학기 9월부터 12월까지
구청마다 1년에 5,000명 이상의 노인들이 도전하여 자기 계발을 통해 노년을 더욱 즐겁고 행복하게 보낸다.

복지관에 나가면 새로운 친구를 사귀게 되어 인맥이 늘어나고 모르던 것을 배우게 되니 성취감이 생겨난다.
노인정이나 경로당에서 100원짜리 고스톱이나 손자, 손녀, 아들, 딸, 며느리 자랑만 하고 하루를 의미 없이 낭비하는 것보다는 훨씬 유익한 삶이 된다.
처음 복지관에 나가게 되면 그동안 몰랐던 새로운 세계가 있었다는 것이 놀라게 되는데 몰랐던 것에 대하여 아쉬워하며 일찍 배우지 못한 것에 대하여 후회하는 어르신들도 있다.

우선 건강이 좋아지고 그동안 못 배웠던 것을 배우니 마음이 더 밝아진다. 새로운 친구가 생겨서 말동무가 되니 더욱 즐겁다. 부정적인 노인들은 '이 나이에 이제 배워서 무얼 해' 하며 미동도 하지 않는 것은 벌써부터 인생을 포기하고 죽을 날만 손꼽아 기다리는 격이다.
지금 60대면 앞으로 40~50년 인생이 남았고 70~80대라면 30~40년 인생이 남아 있다.
몇십 년 동안 그 많은 날을 지루하고 무의미하게 보낼 것인가 아니면 복지관에 나가서 자신의 적성에 맞는 것을 배워서 취미를 갖고 살아갈 것인가의 차이는 하늘과 땅 차이만큼이나 삶의 질이 달라진다.

운동이 되어 머리가 맑아지고 소일거리가 있으니 부지런해진다. 부지런해지면 자기관리가 철저히 해져 외모는 더 잘 보이려고 신경을 쓰게 되어서 깨끗해지는 것은 물론 자주 닦고 옷도 갈아입어 노취도 안 나게 되니 젊게 살아간다.

같은 나이인데도 10년 20년 더 젊게 사는 사람들은 소일거리가 있는 사람들이다.

아무것도 하는 일이 없이 무위도식하게 되면 나태해져서 노화가 빨리 찾아온다는 연구결과가 있다.
복지관 노래 교실을 열심히 나가던 영희 할머니가 뒤늦게서야 노래로 입이 터졌다. TV에서 가수들 노래는 들어보았어도 자신이 노래 교실 100명의 어머니 앞에서 불러 보기는 난생처음이다. 자기는 음치라면서 노래하고는 담을 쌓아 아예 입도 뻥끗 안 하거나 흥얼흥얼 콧노래조차도 불러 보지 못했다던 할머니였다. 허나 이웃집 철수 할머니가 영희 할머니에게 우리도 한번 복지관에 가서 노래를 배워 노래방에도 가보자고 늘 부추겼다.
'평생 그 흔한 노래 한 가지도 불러 보지 못하고 죽으면 얼마나 한이 되고 후회가 되겠어요.'
그 말에 영희 할머니는 용기를 얻어 복지관에 지원하여 회원증을 받아내었다.
회원증이 있으니 모든 것이 달라지기 시작했다.
복지관 구내식당에서 점심은 3천 원 밖에 안되는데도 반찬은 먹을 만하게 나와 맛있게 먹고 혼자 먹지 않아 좋았다.
오후 2시부터 3시까지 1시간씩 16주에 16시간을 배우니 가수 못지않은 노래 실력이 되어 콧노래도 절로 나오니 하루하루가 즐거웠다. 내친김에 다음 학기에는 철수 할머니와 함께 웰빙 댄스 블루스 (4개월 18회 2시간씩 36시간)를 배웠다.
복지관에서 추첨제로 정해준 할아버지 파트너와 짝이 되어 배우다 보니 재미를 알게 되고 나서 지르박 (4개월 18회 2시간씩 36시간)까지 배웠다.
이렇게 3가지를 배우는 동안 1년이라는 세월이 언제 지나갔는지 모를 정도로 즐거웠다. 새로 배운 대중가요, 블루스 춤, 지르박 춤이 몸에 익어 들어서 음악 소리만 나면 자신도 모르게 흥얼거려지며 스텝이 절로 밟아진다.
복지관에서 1학기에 4종까지 가능하나 한꺼번에 여러 가지를 배우면 헷갈리고 집중할 수가 없어 한 가지 한 가지씩 배우기로 하였다.
춤은 60대 이후에 배우는 것이 좋다는 말이 있는데 이는 젊은 시절에는 춤바람이 날 수 있으므로 걱정하는 소리다.

스포츠댄스 사교춤은 반드시 상대방 파트너인 이성이 있어야 한다.
① 블루스, 지르박, 트로트 3가지는 배워야 한다.
② 춤을 잘 추는 파트너가 있어야 한다.
③ 경쾌한 음악이 있어야 한다.
  전자 오르겐, 밴드 음악, 전축(LP), 카세트(CD) 어떤 음악이라도 좋다.

그동안 젊은 시절에는 먹고 사느라 돈 벌기에 바빠서 배우지 못한 노래와 춤은 60대가 넘어 배우면 인생이 달라진다. 단체로 정해진 시간에만 배우는 복지관과는 달리 개인 레슨을 1:1로 받으면 시간과 날짜를 자유롭게 정할 수 있고 단체로 배우는 것보다는 훨씬 효과적이다. 월 20회 40분씩 40~50

만 원씩 3개월만 배우면 자격증도 받을 수 있고 3년 정도 스텝을 밟으면 지도자 교습소 선생님이나 복지관 선생님으로 채용도 된다.
유럽에서는 춤은 필수적이어서 파티장에 가면 남자는 턱시도를 입고 여자는 드레스를 입고 나비처럼 너울너울 음악에 맞추어 저녁 내내 와인을 마시며 춤을 춘다.

그러나 우리나라는 춤에 대한 역사가 짧다.
한국전쟁 때인 1950년 이후 미군들로부터 유입되어 3년 후부터 카바레가 늘어나기 시작하였다.
이때 <자유부인>이라는 애정 소설이 나왔는데 춤을 소재로 한 이야기다. 교수 부인이 춤바람이 나서 남편의 제자인 남자 대학생과의 불륜을 저지른 내용이라 소설이 출간된 후 베스트셀러가 되었지만 춤에 대한 인식이 부정적이었다.
그래서 춤을 추러 카바레에 간다는 것은 불륜을 저질러 가는 것으로 인식되어 숨어서 드나드는 진풍경이 있었다.

30~40대에 젊은 주부들이 춤바람이 나면 시장 보러 간다고 장바구니를 들은 채 카바레를 남모르게 드나들어 한때는 불법 무허가 카바레 단속이 나와 경찰서에 끌려가기까지 하였었다. 그래도 교습소에서 배우는 인구가 날로 늘어났다.
60년대 중동에 건축 붐이 일어나 건설노동자들이 중동에 몇만 명씩 5년 계약으로 나가 외화벌이를 하는 동안 독수공방으로 홀로 지내던 노동자의 부인들은 저녁이면 춤바람이 나서 남의 눈을 속이고 카바레를 드나들기 시작하였다.

건전하게 춤만 추고 조용히 집으로 귀가하면 아무런 일도 없었을 텐데 제비족에게 빠져 남편이 피땀 흘려 벌어서 송금해 온 돈을 가정도 없고 직업도 없으면서 오로지 춤으로만 카바레에서 지내던 제비족에게 순진한 주부들은 돈을 날리니 가정파탄의 원인이 되었다.
정부에서는 가정파괴범으로 제비족들을 단속하여 검거 후 법으로 처벌을 하였으나 이미 가정파탄으로 돈 날리고 가족과 이별하는 이혼으로 눈물을 흘려 사회문제가 되었다.

오랫동안 선진국에서는 이런 일이 거의 없지만 서양 춤이 처음 생겨난 우리나라에서는 역사가 짧아 부작용이 많아서 춤이라는 말만 니오면 불륜이라는 나쁜 선입견부터가 떠올리는 것이다.
지금은 부정적이었던 장소인 카바레가 사라지고 청소년들이 음료수로 콜라를 마시며 건전하게 춤을 추며 놀던 공간도 적자로 없어졌다.
대신해 60대 이상 노인들이 술을 마시며 춤을 출 수 있는 카바레 대신 콜라텍으로 탈바꿈하여 생겨났다.

콜라텍은 전국적으로 시 단위마다 있으며 대도시에는 구 단위마다 있다. 규모도 500평 이상 1,500평 2,000평으로 대규모이기 때문에 섬 안에 작은 도시가 하나 들어선 느낌이다. 식당이 있고 카페도 있는데 콜라텍 입구에서 평일에는 입장료 1,000원 공휴일에는 2,000원을 내고 입장하면 가방 윗옷을 맡기는 보관소가 있다. 보관료는 시간제한 없이 500원에서 1,000원이다. 커피도 1,000원에서 3000원까지며 식사도 만 원에서 3만 원까지 다양한 메뉴가 있다.
돈이 없으면 1,000원만 가지고 와서 입장료를 내면 하루 종일 여러 명의 파트너와 춤을 추며 즐겁게 보내다 저녁때가 되어서야 집에 돌아갈 수가 있다.
부정적이던 춤은 음지에서 양지로 끌어올려서 콜라텍 가는 것이 당당해졌다. "어르신 어디 가세요?" 하면 떳떳하게 실버대학 예술학과에 가신다고 한다. 그만한 낙원이 없기 때문이다.

낙원이란 아무런 괴로움이나 고통이 없이 안락하게 살 수 있는 즐거운 곳이며 슬픔 따위는 느낄 수 없는 곳이다.
실버대학에 들어서면 불이 번쩍번쩍 들어오는 형광 명찰에 '부킹'이라고 쓰인 이름표를 달고 부킹을 시켜주는 언니들이 한두 명씩은 어느 콜라텍이고 다 있다. 파트너가 없이 혼자 온 학생에게 서비스 차원으로 남녀 짝을 지어 파트너로 맺어 주는 것이다.
여유 있는 학생은 만원에서 2만 원 팁을 주지만 형편이 안 되면 팁을 안 줘도 된다. 부킹 언니들은 콜라텍 대학에서 정식 직원으로 급료를 받으며 근무하기 때문이다.

그러면 콜라텍 운영자는 뭘 먹고 사는지 궁금해졌지만, 의문점은 금세 풀렸다. 콜라텍마다 500명 이상 입장 하는데 휴일에는 천 명 이상으로 급증한다. 심지어 영등포 아자빌딩 태윤 콜라텍 지층에는 금요일에 3,000명이 몰려오고 있다.

2023년 3월 15일에 문을 열었고 영등포 콜라텍 중 금마차는 50년이 넘은 선두주자이다.

3,000명이 2,000원씩이면 입장료만 하루에 600만 원의 수입이다. 천명이 1,000원이더라도 하루 100만 원에 30일이면 3,000만 원이다. 거기에 보관료, 음료수, 식사, 술, 담배 판매를 합한 매출은 상당하다.
임대료, 급료, 운영비를 제외하고 고수익이 되어 영등포시장 주변에는 콜라텍에 무려 10여 곳이 나란히 들어서 있다.
이곳저곳 콜라텍을 찾아다니는 손님들은
첫째가 음악이 좋은 곳을 찾는다. 전자 오르겐 소리가 경쾌하며 맑은 음색이 가슴을 울려야 한다. 경쟁력에서 이겨야 하므로 음악이 좋아야 한다.
두 번째로는 스텝을 밟는 풀 도어가 매끄럽고 넓어야 한다. 춤추는 파트너가 많아 자주 부딪쳐 좁은 곳을 피하여 다른 데로 떠나기 때문이다.

한 가지 오묘한 일은 바늘 가는 데 실 가듯 남자 손님 100명이 오면 여자 손님도 100명이 넘게 입장을 한다는 것이다. 그래서 파트너가 없어서 춤을 추지 못하는 공치고 돌아가는 일은 거의 없다.
콜라텍에는 60대부터 90대까지 할아버지 할머니들이 있다. 정오부터 시작하여 저녁 7시면 저녁 먹으러 집에 가려고 나가신다.

콜라텍에서는 많이 배운 것도 필요 없고 돈 많은 부자도 필요 없다. 지위가 높은 것도 키 크고 잘생긴 것도 필요 없다. 오로지 춤을 잘 춰야 인기가 좋다.
모든 일이 3년이면 달인이 되듯이 춤도 3년을 꾸준히 추면 경지에 이른다. 춤이 몸에 익게 되면 테크닉이 생기고 기교도 부리게 된다.
키가 작고 배가 나오고 뚱뚱해도 나이가 많아도 춤을 잘 추면 서로 손을 잡아 보려고 인기다.
춤은 재미가 있다. 음악이 있고 파트너가 있기 때문이고 춤은 흥겨워야 추워지는 것이므로 춤을 추는 시간에는 그 어떠한 잡념도 모두 다 사라진다.
고민, 걱정, 불안, 초조하면 춤이 안 된다. 즐겁고 재미있어야 춤은 저절로 흥겹게 잘 추게 된다.

춤을 추고 나면 피로하지도 않고 날아갈 듯 이 기분이 상쾌하다. 혈액순환이 되어 피로가 풀리고 경쾌한 음악으로 춤추는 내내 우수에 젖어 들듯이 감정이 녹아내린다.
하루 만 보 걷기는 춤으로 인하여 저절로 만 보 이만 보가 된다. 그러므로서 당뇨, 고혈압, 심혈관, 뇌혈관 질환 등 성인병이 예방된다. 성인병은 많이 움직이는 사람에게는 찾아오지 않는다. 수영, 등산, 골프, 헬스는 무리가 될 수 있지만 춤은 걸음만 걸으면 할 수 있는 운동으로 비가 오나 눈이 오나 꾸준히 할 수 있는 운동이다.
산책, 등산, 골프는 비가 오거나 눈이 오면 할 수 없지만 춤은 기후와는 상관없어 좋을 뿐만 아니라 돈이 들지 않아서 경제적이다.
다른 운동은 거의 매월 돈이 들지만 춤은 한번 배워 놓으면 돈은 거의 들지 않는다. 춤을 추러 다니면 운동이 적당히 되어서 제일 좋고 새로운 인맥과 이성 친구 파트너가 있어서 즐겁고 재미있다. 나이 먹어서 말벗이 없으면 외로워서 우울증이 생기게 되어 정신 건강에도 나쁘다.
그러다 보니 자신도 모르게 관리를 하게 되어 모양을 내게 되고 멋을 내게 되어 기분 전환이 된다.

옛날 춤바람이 나던 카바레 시대와는 전혀 다르다.
한 마디로 취미 생활과 자기관리로 일거양득 효과를 봐 얻는 게 많다.
마음에 드는 새 친구와 차도 한잔하고 밥도 먹으면서 대화를 나누면 새로운 정보도 많이 얻게 된다. 찻값이나 밥값은 선뜻 자신이 먼저 내어 매너 있는 사람이 되는 것이 좋다. 얻어만 먹고 뒤꽁무니를 빼는 행동은 오랜 인연으로 이어지지 않는다.

사람은 자기 하기에 따라서 모든 운명이 자신이 행한 대로 따라온다. 나이가 들어서도 궁색을 떠는 노인을 보면 밉상스러워 따돌림을 당한다.
죽으면 머리털 한 가닥도 가지고 갈 수 없는데도 천년만년 살 것처럼 하는 행동은 오히려 질병에 시달리고 병원비가 더 들어가게 된다.
국가에서도 복지관의 사교춤 레슨과 시니어모델 레슨 교육

장소와 콜라텍 같은 사교장을 장려하여 복지정책으로 많은 노인의 건강에 이로움을 주었으면 좋을 것 같다.
대통령께서도 좋은 정책이 있으면 알려 달라고 하였듯이 정치인, 국회의원, 시군구청장들께서는 복지정책으로 이런 분야를 장려하는 것도 바람직하다고 본다. 국민건강에 도움이 된다면 건강보험료 및 의료비에 큰 절감이 되어 세금의 혈세는 대폭 줄어들 것이다.
장려 정책으로 확장하면 할수록 의료비는 더 절감되고 국민의 행복지수는 더 높아져 정부를 지지하는 지지층은 확실히 콘크리트 지지층으로 확산할 것이다.

그래서 본 필자는 콜라텍을 실버 대학이라 부르고 싶다.
노인들에게 여러모로 배우게 되는 이로움이 많기 때문이다.
사교댄스 춤을 추는 사람은 예술인이다.
예술 대학에는 춤 학과가 있어 지도자를 양성하고 수시로 경연대회를 열어 우승자를 뽑는다.
앞으로 65세 초고령 인구는 국민 5명당 1명으로 1천만 명 노인 시대가 곧 닥쳐오고 있다. 의료비로 건강보험료는 앞으로 3년이면 고갈되어 막대한 의료비를 감당할 수 없을 것이다.

이때를 대비해서라도 충분히 장려할 필요성을 느낀다.
120세 시대를 앞을 내다보는 정치지도자라면 질병을 줄이고 성인병으로 국가에서 부담하는 의료비 절감에 정책을 효율적으로 시행하는 정치지도자가 되어야 한다.

양로원, 탑골공원, 노인정, 경로당에도 안 가고 집안에서 두문불출하는 노인들에게는 질병과 성인병이 더 늘어나 의료비 부담은 국가 전반을 흔들게 될 것이다.

하루빨리 노령인구 건강 정책을 서둘러 모든 국민에게 의무적으로 해 줄 것을 바란다.

## 8. 고치기 힘든 병

　아무리 돈 많은 부자라도 질병에 걸리고 무서운 암에 걸리게 마련이다. 한 집안에 한 명 이상은 암에 걸릴 정도로 많지만, 지금까지 뾰족한 치료법이 개발되지 않아 불치병으로 분류한다. 초기 암은 완치율도 높아졌다고는 해도 아직도 사망자가 더 많다. 그만큼 암은 역시 무서운 병으로 세계적인 수준을 자랑하는 우리나라 의료진도 고치기 힘들다.
삼성서울병원은 2023년 아시아 최고 암병원으로 선정되었다. 서울아산병원은 비뇨기, 내분비, 소화기, 암, 신경 5개 임상 분야에서 세계 10위로 우수한 병원으로 선정되었다.
①서울삼성병원 ②서울아산병원 ③서울대학병원 ④세브란스병원 ⑤서울성모병원은 대한민국의 톱 5위의 명성을 가지고 있는 병원들이다.

누구나 암에 걸리거나 수술에 부딪히면 이곳에 복수 진료예약을 한다. 그러다 보니 예약을 하려면 한 달 두 달은 쉽게 가버려 위중한 환자는 수술도 못 해 보고 죽을 수도 있다. 어떤 환자는 췌장암 판정을 받고 서울 5대 병원 중 3곳을 다니다가 가장 빠른 곳에서 수술하려고 하였지만 여러 가지

문제가 발생하여 환자의 보호자들은 하늘이 무너지는 기분으로 발만 동동 구른다.

병원마다 환자가 넘쳐나는 이유는 의료복지가 잘 되어있어서 그런 것도 있고 건강에 관심을 많이 기울여서 그런 것도 있다. 심지어 의료 쇼핑으로 불릴 만큼 1년에 2,000회 이상을 병원에 방문하였다는 사람들도 있어 의료 쇼핑에 대한 경고등이 켜졌다.
과잉진료는 건강보험 재정은 물론 민간보험에 손해를 끼쳐서 갑상선 결절, 고주파 절제술, 도수치료, 다초점 렌즈, 백내장 수술, 비타민 영양주사, 자궁근종 시술 등은 비급여 항목이 되어 의료쇼핑이 문제 시 되고 있다.
여기에다 골다공증, 피부 손상, 대상포진, 피부질환의 도수치료는 무분별 치료가 이루어지고 있다.

의료 쇼핑으로 과도한 의료이용이 건강보험 재정에도 영향을 미쳐 2020년 건강보험 지출 규모는 73조 7천억 원이며 계속해서 적자가 될 것으로 보고 있다.
의료 쇼핑으로 인하여 촌각을 다투는 위급 환자가 병실이 없어서 생명을 잃게 되기도 한다.

지난해 비급여 주사제 처방은 2천억 원이었다.
그 주사는 피로 해소, 영양공급, 노화 방지 목적으로 한 영양제와 비타민 주사다. 그런데 신데렐라주사, 물광 주사, 샤넬 주사 등의 명칭으로 처방되어 미용 주사로 탈바꿈해서 이다.
노화에 가장 큰 원인인 백내장은 눈 속 투명한 수정체가 단백질 구조 변화로 뿌옇게 혼탁해져 사물을 흐리게 보이고 시력이 저하되는 증상이다.
백내장은 시력저하가 심하지 않거나 일상생활에 큰 지장이 없으면 수술보다는 관리가 더 중요하다. 안과의사 한 명이 1년에 수백 명 백내장 수술을 하였는데 눈이 부시는 부작용이 나타나 망막질환을 경고하였다.

암 환자의 최종적인 치료 수술로는 표적 항암 치료제가 있다. 암에 걸리면 수술이나 항암제, 방사선 등 치료를 받게 되는데 그중에서도 요즘 가장 발전된 항암제로 알려진 표적 항암 치료가 주목받고 있다.
죽어가는 생명을 살릴 수만 있다면 무엇이든 해 보고 싶은 보호자는 물에 빠진 사람 지푸라기라도 잡는 심정으로 표적 항암 치료제에 희망을 건다.
문제는 치료비 가격이 천문학적 금액이다. 주사 일 회에 5천만 원 이상 7천만 원이 넘으며 건강보험이 되지 않는다. 그래도 집을 팔아서라도 치료받기를 원하는 환자가 많아 대기시간을 기다리다 사망하는 경우도 종종 생긴다. 정상 세포는 피해서 암세포만 찾아다니며 공격하여 죽인다는 점에서 부작용이 적다는 장점이 있다.

개인 암보험에 들어있어도 표적 항암 치료비는 제외되어 있어 한 푼도 안 나온다. 만약에 표적 항암 보험에 가입했다면 그나마 다행이다. 그러나 누가 이런 게 있는지를 몰라서 못 들어서 사단이 난 후에 후회한다. 커피 한 잔 값으로 매월 보험료를 내다가 첨단 치료비로 5천만 원 보험료를 받았다면 행운이다.

20년 전만 하더라도 암 판정을 받는 것은 사형선고나 마찬가지였다. 의료기술이 점차 발달하면서 암 치료 의료수준은 예전과 많이 달라져 위암인 경우는 5년 생존율이 70%로 높아졌다. 그러나 지금도 췌장암의 치사율이 높아 완치율이 30%도 안 되며 완치되어도 재발률이 높다.
암 중에 가장 고약한 췌장암은 제일 나쁜 암으로 전조 증상이 거의 없어 사전검사가 꼭 필요하다.
췌장은 소화효소와 인슐린을 분비하여 음식물을 분해하고 혈당을 조절한다. 명치 끝 배꼽 사이 상복부에 위치해 일종의 소화기관으로서 각종 소화효소와 인슐린을 분비하여 장 내 음식물을 분비하고 혈당을 조절하는 역할을 담당한다. 췌장은 십이지장과 연결되어 있어 분비된 효소는 십이지장으로 배출되고 위에서 내려온 음식물들과 섞인다.
췌장에 발생하는 종양은 인슐린 등 호르몬을 분비하는 내분비 세포에서 발생하는 종양과 소화효소의 분비와 관련된 내분비 세포로 나눌 수 있다.

우리나라 췌장암 발생률은 8위이며 암 사망률은 5위이다. 진단 당시 수술이 가능한 경우는 10~20%에 지나지 않는다. 5년 생존율도 10대 암 중에서 가장 낮은 14% 정도며 예후가 매우 나쁜 암이다.

초기로 1기 이내에 발견되었다면 5년 생존율은 50% 정도지만 대부분 늦게 알게 되는 경우가 많다. 수술도 1기에서만 절제술이 가능하다. 췌장암은 무증상이므로 복통, 체중감소, 황달 증상이 나타나는 경우는 이미 진행이 많이 되어 손 쓸 수가 없다. 췌장암은 고약한 암이므로 예방과 조기발견만이 살 수 있는 길이다.

위험 요인 중 첫째는 가족력이다.
가족 중 췌장암이 있었다면 50세 이후 매년 1번씩 사전 검진을 받아보아야 한다. 유전되면 4배에서 32배까지 췌장암의 걸릴 확률이 높아진다.
검사방법은 CT나 MRI 검사를 받아보아야 한다.
유전, 담배, 술, 당뇨 때문에 췌장암의 걸리고 술, 담배는 끊은 후 십 년이 시나야 금주, 비흡연 수준으로 위험도기 낮아진다. 담배를 피우면 사람은 50세가 넘으면 꼭 1년에 한 번씩은 가능한 CT보다 MRI 검사를 받아 볼 것을 권하고 싶다. G&E 알파돔 메디컬 센터 (분당 연락처 1670-7571)에서는 당일 판독으로 당일 검사 결과를 알 수 있다.

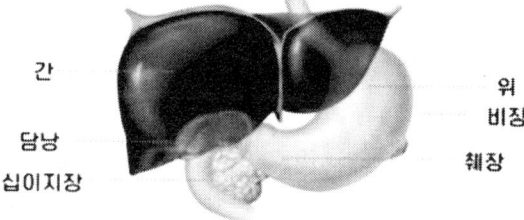

필자의 지인 중에도 교회 권사님이시고 여자분이라 술, 담배를 전혀 못 하는 분이신데 췌장암 판정이 나오자 한 달 안에 사망하셨다. 유명 제약회사를 운영하시는 사모님으로 갑부였지만 그의 부모님 두 분이 모두 다 당뇨였기에 가족력이 있었던 것 같았다.
자신이 췌장암의 걸릴 거라고는 꿈에도 생각하지 못하였다가 불가항력으로 당한 것이다. 가족력은 술, 담배 종교적 신앙과도 관계가 없으므로 사전검사만이 살아남을 수 있는 길이다.

두 번째 고약한 병이 신장, 콩팥 이상으로 이틀에 한 번씩 투석 빋는 병이다. 두석을 받시 않으려면 신상관리 수칙을 알아야 한다. 혈액투석은 신장이 제 역할을 하지 못해 인공적으로 혈액 속 노폐물을 걸러 주는 것이다. 한주에 3번씩 몇 시간씩 투석 받는 것을 상상만 하여도 힘든 일이다. 투석환자는 얼굴이 까맣게 되고 깡 마르며 삶의 질이 극도로 나빠진다. 그런 신장이 한 번 망가지면 다시 건강하게 만들 방법이 현재로서는 없다. 그러므로 신장이 나빠지면 전에 미리 관리해야 하고 이미 신장이 나빠졌다면 되도록 초기에 발견해 다음 단계로 넘어가지 않게 관리하는 것이 중요하다.

신장은 콩팥이라고 불리며 우리 몸의 노폐물을 걸러 주는 장기로 신장이 나빠지면 피부가 건조해지면서 가렵고 몸이 붓고, 숨이 차고, 혈뇨, 소화가 안 되고, 피곤해지고, 무기력해지며 소변을 너무 자주 보는 등 신체 전반에 걸쳐 많은 문제를 발생한다.
그러면 신장이 왜 나빠지는가? 신장 자체에 병이 생기는 경우와 다른 병이 신장을 공격하는 경우 두 가지가 있다. 신장 자체 생기는 것은 사구체가 손상되어 사구체신염이나 유전성 신장 질환 다낭신이다. 다른 질병이 신장을 공격하는 경우는 당뇨와 고혈압이 대표적이다. 거기에 유전이라면 신장병은 훨씬 더 높아진다.
만성 신장병이 생기면 신장이 피를 걸러 주는 능력인 사구체 여과율에 따라 진행 정도를 다섯 단계로 나눌 수 있다. 문제는 신장이 아주 망가지기 전까지는 아무 증상이 없다는 것이다. 3~4단계에 가서야 서서히 두통, 기억력감퇴, 인지기능 감소, 구역질, 혈뇨, 변비 설사, 체중감소하고 말기인 5단계에 가면 요독증이라는 매우 치명적인 증상까지 나타나서 투석하지 않으면 사망하게 된다.

신장병은 증상이 없으므로 소변검사와 피검사로 검진을 받아 조기에 발견해 낸다.
1차 예방은 건강한 상태에서 예방법이다.
2차 예방은 1~4단계에서 다음 단계로 넘어가는 것을 막아 투석까지 가지 않게 관리 하는 법이다.
3차 예방은 5단계 투석이 필요한 환자를 위한 관리법이다
1차 신장병이 없는 상태에서 혈압, 당뇨, 콜레스테롤, 금연, 금주, 염분조절, 식습관 관리가 중요하다.
관리를 잘 하면 투석을 늦추는 가능성이 3배씩 증가한다.
고혈압 당뇨약은 하루도 빠뜨리지 말고 복용하여야 하며 짜

게 먹지 말고 술, 담배를 끊어야 하며 운동으로 체중조절 하여 정상 체중을 유지하여야 한다. 짜게 먹는 사람과 싱겁게 먹는 사람과의 식습관은 20년 후에 콩팥 신장병 발생 여부가 뚜렷하게 갈라져 나타난다. 당뇨병, 고혈압이 있다면 적극적으로 신장관리를 하여야 한다.

생활습관, 식습관에 의하여 심장병을 관리해야 하는데 현미, 감자, 바나나, 시금치, 요구르트가 도움이 되며 늘 물을 많이 마실 것을 권장하고 있다.

합병증으로는 빈혈, 골다공증, 혈관 석회가 발생한다. 식습관을 엄격하게 관리해야 하므로 토마토, 바나나, 수박, 참외는 피하는 것이 좋다.

마지막 말기인 5단계에서는 투석이나 이식을 하여야 한다. 이식을 받지 못하면 평생 동안 투석을 지속할 수밖에 없으며 뇌사자 이식의 기회가 있다면 천만다행이다. 이식한다고 완치되는 것이 아니고 콩팥 기능만 올려 주는 것으로 꾸준한 관리가 필요하다.

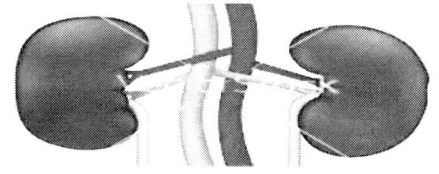

콩팥(신장)

세 번째로 나쁜 병이 골수암 백혈병이다.

환자의 증상은 대부분 빈혈 백혈구증가 피로 및 쇠약감, 식욕부진, 체중감소 증상이 나타나며 발열, 출혈 비장 비대, 간 비대, 흉골 압박, 오심, 구토, 경련, 뇌 신경 마비가 나타난다. 백혈구감소로 잘 낫지 않는 구내염, 폐렴, 요로감염 등이며 안면이 창백하고 호흡곤란 잇몸 출혈, 소화관 출혈, 뇌출혈 등 뼈관절에 통증이 온다. 우선 혈액검사, 골수조직검사, 뼈의 바늘을 삽입하여 뼈의 내부에 있는 골수에서 혈액을 채취하는 검사이며 조직검사도 역시 바늘을 뼈에 삽입하여 조직을 채취한다.

소아는 갈비뼈, 가슴 중앙 뼈나 엉덩이 넓적뼈에서 골수검사를 하고 성인은 주로 엉덩이 장골에서 시행한다. 골수 세포가 증가 되었는지를 현미경으로 조사하여 20% 이상이면 급성 백혈병으로 진단하며 20% 이하인 경우는 골수 이상형 증후군으로 분류한다.

급성골수성백혈병은 항암제를 사용한다. 합병증이 있는 경우에는 항생제 투여나 수혈을 통해 전신 상태를 개선한 이후에 화학요법을 시작한다. 급성 백혈병은 체내에 일 조개 이상의 백혈병 세포가 존재한다고 알려져 있다. 백혈병 세포를 줄이는 것이 일차적인 치료의 목표가 되며 이러한 상태를 완전관리라고 한다.

항암제는 전신이라고 불리는데 이는 약물이 혈액에 들어가 혈류를 따라 전신을 돌기 때문에 온몸에 백혈병 세포를 줄일 수 있다. 일주일 동안 지속해 항암제를 투여한다.
치료성적에 차이가 나는 이유는 환자의 나이, 건강 상태, 암 유전자 종류가 환자마다 다르기 때문이다. 백혈병은 원인을 모르기 때문에 예방이 어렵지만, 방사선 노출, 담배, 페인트, 제초제, 화학 물질을 피해야 한다.
치료 중에는 칫솔보다 가글로 배변 후에는 좌욕으로 면도는 하지 말아야 하고 날것 음식은 피하고 퇴원 후에도 감염에 걸린 사람과 접촉을 피하고 감기에 걸리지 않도록 하여야 한다.

나이가 많을수록 발병히는 희귀병으로 쉽게 멍이 들고 감염이 빈번하게 일어난다. 5년 생존율은 반반이며 재발생률도 거의 비슷하다. 치료하는 동안 통증은 말할 수 없이 고통이 심하며 면역이 저하되어 감염에 세심한 주의를 가져야 한다. 백혈병은 혈액암이라고도 한다. 정상적인 백혈구 수가 감소하면 면역 저하를 일으켜 세균 감염에 의한 패혈증을 일으킬 수 있다.
10대 암 중 혈액암은 암세포가 피를 타고 몸 구석구석을 돌아다니기 때문에 수술할 수 없어 항암제로 치료한다. 장기이식을 하듯이 골수이식을 받는 것도 중요한 치료법이다. 표적치료 개발도 치료성적이 좋아 45세 이후 잘 걸리는 골수성 백혈병 치료에 희망이 생겼다. 과거엔 골수이식을 못 받으면 거의 사망에 이르렀는데 글리벡 등장으로 생존율이 더 높아졌다.

최근에는 영아에게서도 백혈병이 생기고 있는데 임신 시 가졌던 환경적 원인이 축적돼 아기가 태어나자마자 백혈병이 생기는 것으로 가임기의 여성은 백혈병 발병 요소를 피하며 생활하여야 한다.

지금까지 삶의 질을 절벽으로 떨어뜨리는 악명높은
①췌장암 콩팥 ②투석 신장병 ③골수 백혈병에 대하여 정보를 드렸는데 모두가 50대 이상 발병률이 높으며 유전적인 것 이외에는 섭생과 환경에서 온다는 것을 알 수 있다.
앞으로 120세까지 가는 데 걸림돌이 되는 질병을 비켜 가야만이 목적지까지 무사히 도착할 수가 있다.

신바람 건강전도사 황수관 - 1945년생 2012년 67세 사망
국민 MC 사회자인 송해 - 1927년생 2022년 95세 사망
총각 교수였던 김동길 - 1928년생 2022년 94세 사망
제15대 대통령 김대중 - 1924년생 2009년 85세 사망

위의 네 분은 모두 다 폐 때문에 사망하였다.
왜 고령이 되면 패혈증이라는 질병이 무서운 병인가?
패혈증은 혈류에 들어온 감염에 대한 신체의 과도한 반응을 말한다. 미국에도 매년 170만 명 이상이 패혈증에 걸려서 치료를 받고 약 35만 명이 패혈증으로 인해 사망하는 것으로 보아 패혈증은 의외로 무서운 질병이다.

모든 병이 조기에 발견하는 것이 가장 중요하듯이 패혈증도

일찍 발견하여 빠른 치료를 하는 것이 생존에 지름길이지만 많은 사람이 패혈증에 대해 잘 알지 못한다.
감염은 요로나 상처에서 시작될 수 있으며 혈액을 통해 몸 전체로 퍼질 수 있다.
이런 일이 발생하면 면역 체계는 신체의 모든 시스템에 영향을 미치는 심각한 염증 반응이 시작한다.

패혈증은 치료하지 않고 방치하면 저혈압과 치명적인 합병증인 패혈성 쇼크가 진행된다. 패혈성 쇼크를 피하려면 빠른 치료가 중요하다. 패혈증의 느낌은 감염으로 아픈데 기분에 나빠지기 시작했는지 말하기 어려울 수가 있다. 피곤하거나 떨림이나 오한을 느낀다.
항상 감염으로 시작되기 때문에 건강한 사람도 패혈증에 걸릴 수 있다.

주요 위험요소로서는 수술 후 감염, 심한 화상, 당뇨, 간 경화, 면역약화, 출산 후, 유산 후, 75세 이상 노인에게 패혈증이나 패혈성 쇼크가 발생할 위험이 크다.
쇼크의 증상은 저혈압, 창백한 손과 발, 적은 소변량, 부종, 간 심장 신장 장애, 호흡곤란, 출혈을 보인다.
치료법으로는 정맥주사액, 혈압유지, 승압기, 진정제 응고방지, 희석제, 투석이 있다. 며칠 동안은 중환자실에서 입원해야 한다.

우리는 길거리에 나가보면 건강에 넘치는 사람들이 활기차게 걸어 다니니 병에 걸린 환자는 없을 것으로 보인다.
그러나 종합병원에 가 보면 병원마다 환자들이 인산인해를 이룬다. 진료실 앞에는 늘 대기석이 모자라 줄을 서 있고 입원실이 모자라 복도에 임시로 누워 순번을 기다리는 경우도 허다하다.

이러한 불편을 피하기 위해서는 좋은 생활습관으로 평생동안 질병 없이 건강하게 살아가야 120세까지 가는 길이 순탄하다.
젊어서 건강할 때 건강을 지킨다면 혈관이 깨끗하여 질병 없이 만수무강하게 된다.

## 9. 불로초에서 극락으로

 모든 음식은 우리 몸에 살이 되고 피가 되며 에너지가 되며 약이 된다. 밥을 먹으면 기운이 나는 것은 에너지가 보충되었기 때문이다.
사람이 살아가는데 가장 중요한 것은 잘 먹고, 잘 자고, 잘 배설하는 것이다. 그래서 우리 몸에 영양을 공급하기 위해서는 골고루 여러 가지 음식을 편식하지 않고 꼭꼭 씹어서 잘 먹어야 한다. 잘 먹은 사람은 키도 크고 피부도 빛이 나며 보기에 때깔도 좋다. 이유는 먹은 대로 몸이 되기 때문이다. 그래서 사람은 먹은 대로 간다고 하는 것이다.

여기서 더 보충해야 할 것은 오랫동안 태곳적부터 내려오는 천기누설인 보약이다. 5대 영약으로 알려진 사향, 우황, 웅담과 인삼, 녹용이 바로 특별한 보약이다.
옛날에는 귀하디귀해 임금님만 먹을 수 있었던 것이어서 가격은 천정부지로 비싸 일반 서민은 말로만 들었지 눈으로는 구경조차도 할 수 없었던 진귀한 약재였다.
식사를 잘 먹었던 사람들도 봄, 가을로 두 차례 보약을 보충함으로 면역력이 좋아져 잔병이 없고 질병으로 병원을 자주 찾지 않게 된다. 잘 먹고 특별하게 보약을 보충해 주었기 때문에 3년 4개월 동안 전 세계적으로 유행하였던 코로나 19 역시 물리칠 수 있던 것이다.

우리나라는 5천만 인구 중 3천만 명 이상이 감염되어 수만 명이 사망하였다. 한 번이 아니라 세 번씩이나 걸린 사람도 있고 한 번도 안 걸린 사람도 있다.
이 모두가 먹은 대로 가기 때문에 편식하는 사람은 면역력이 약해질 수밖에 없다.

코로나 19 - 2023년 8월 20일 현재 현황

| 전 세 계 | | 대 한 민 국 | |
| --- | --- | --- | --- |
| 확 진 자 | 690,064,393 | 확 진 자 | 34,436,586 |
| 사 망 자 | 6,905,521 | 사 망 자 | 35,812 |

골고루 잘 먹고 보약을 챙겨 먹으면 면역력이 강해져 코로나 감염에도 걸리지 않게 된다.
춥거나 과로하거나 잠이 부족하여도 면역력이 떨어져서 감염된다. 이런 사람은 보약으로 보충해서 잠이 잘 오게 하고 식욕이 생겨 기운이 나게 만들어야 한다.

이 세상에 불로초는 없다.
자신의 섭생과 마음을 잘 다스리는 것만이 불로초가 된다.

젊어서 건강할 때부터 술, 담배, 탄산음료, 과식, 야식하지 않고 채소, 과일 적당한 육류섭취를 해야 한다.
독서를 하여 풍부한 지식과 정보를 가득 담아 삶에 대한 공식대로 좋은 습관이 몸에 배도록 하여야 한다.

현재 평균 수명이 40세였던 시대보다 40년이 더 늘어나 두 배로 살게 된 원인은 칫솔과 노벨의학상을 탄 페니실린과 영양 좋은 음식 이 3가지가 큰 작용을 하였다고 의학계에선 말한다.
칫솔이 없던 시절에는 손가락으로 소금을 찍어 치아의 사기질인 겉만 대충 문질러 내고 말았으므로 충치가 생겨서 치아가 일찍 모두 다 빠져 음식을 제대로 먹을 수가 없었다. 먹어도 꼭꼭 씹지를 못해 소화흡수율이 떨어져 영양결핍으로 질병이 생겨 수명이 짧아 단명할 수밖에 없었다.
지금은 칫솔로 인하여 충치가 적고 또 임플란트로 보충 치아를 심게 되어 꼭꼭 씹을 수 있고 소화를 잘 시킬 수 있다.

페니실린은 인류에게 크게 기여한 항생제 약이다.
모든 염증에 탁월한 항생제로 세균 감염을 치료함으로써 임균, 매독, 수막염, 편도염, 중이염 등을 완치해 왔다.
페니실린은 곰팡이에서 얻은 화학 물질로 세균 감염을 치료하는 항생제로는 최초이며 내성으로 인하여 새로운 항생제를 개발해 요즘은 많이 쓰이지 않고 있다.

다음은 영양섭취다.

아프리카보다 몇십 배 잘 먹는 우리나라는 영양 과다로 당뇨병 및 성인병이 늘어나고 초고령 노인 인구가 증가하고 있다. 아프리카 국민은 먹을 물도 없어 흙탕물을 마시며 하루 한 끼도 제대로 못 먹어 바싹 말라 아사자가 날로 늘어나고 있을 뿐만 아니라 천수를 다한다 해도 한계수명은 50대 정도다.

아프리카는 대륙 중 하나로 서쪽에는 모로코, 알제리 튀니지 북쪽으로는 리비아, 이집트, 수단이 있다.
동쪽에는 소말리아, 에티오피아, 우간다, 케냐, 탄자니아 중앙에는 앙콜라, 콩고, 가봉, 카메룬이 있으며
서아프리카는 나이지리아, 세네갈 등등 여러 나라가 있다.
아프리카 국민은 거의 흑인들로 비만인이 없다. 날씨가 덥고 영양이 부족하여 경제발전도 낙후된 곳이 많다.

이에 비해 대한민국은 배불리 먹고도 남은 정부미가 산더미를 이룬다. 해마다 쌀농사가 풍작으로 쌀이 남아돌아 농민들은 쌀값 폭락으로 울상들이다. 사람들은 잘 먹고 잘살아 영양이 풍부할수록 쌀밥은 덜 먹게 되니 해마다 쌀이 남아돌아 정부에서는 쌀 소비 방법에 골머리를 앓고 있다. 소식이 좋다고 하니 한 공기만 먹으며 다이어트를 한다고 식사 때를 거르는 사람도 많아 쌀 소비량이 늘지 않는다.

정부미란? 국가가 비축하고 있던 쌀을 몇 년이 지나면 상품성이 떨어지기 때문에 싼 가격으로 방출하는데 옛날 어머니

는 늘 싼 정부미를 사다가 밥을 해 주셨다.
그러나 북한에는 매년 흉년이 들고 풍작이 되어도 생산량이 부족하여 굶주림에 시달리는 인민들이 많으며 아사자까지도 늘어나고 있다고 한다.

음식은 고량진미(膏粱珍味)로 과식을 하면 남은 열량은 독이 되어 성인병이 되며 반대로 먹을 것이 없어 굶주리면 영양실조로 아사자가 생겨난다.
하루 삼시 세끼 규칙적으로 식사하되 소식으로 골고루 꼭꼭 씹어서 즐거운 마음으로 먹으면 보약이 된다.

현재는 평균 수명이 83세지만 머지않아 7년 늘어난 90세가 될 것이다. 오래 사는 것은 모든 사람의 염원이지만 건강하지 않으면 오래 사는 것은 축복이 아니라 재앙이다. 우리의 인체는 성장기를 지나 청년기가 되었을 때 가장 건강하고 장년기가 되면 어느 장기에서 이곳저곳에서 탈이 나기 시작한다. 노년기인 60대가 되면 갑자기 동시다발적으로 몸과 마음에서 이상이 생기게 된다.

부모로부터 물려받은 건강은 청년기까지는 부모의 영향이 미치지만, 그 이후부터는 자신 스스로 관심과 관리 여부에 따라 확연하게 달라진다.
골골 80세라는 말은 곧 일병장수라는 뜻이다. 몸이 약하면 항상 자신의 건강을 조심하여 건강하다고 자만하던 사람보다 더 건강을 되찾게 된다. 건강을 자신만만하던 사람들은 몸을 함부로 굴려 결국 어느 날 갑자기 큰 병이 찾아와 뒤늦게 서야 후회하게 된다.

잠을 안 자고 공부를 한다든가, 바쁘다고 제시간에 식사를 거르면서 일을 한다든가, 멋을 낸다고 추운 겨울인데도 S라인 곡선미를 낸다고 얇은 옷을 입거나, 맨살이 드러나는 미니스커트를 입는다든가, 몸에 이상이 왔는데도 대수롭지 않게 무시하고 자신의 몸을 돌보지 않으면 건강에 악영향을 주는 어리석은 행동이다.
모든 것을 잃는 것은 조금 잃는 것이지만 건강을 잃는 것은 전부를 잃는 것이다.

누차 강조해 보지만 건강은 건강할 때 챙겨야 한다.
건강에 이상이 있으면 서슴지 말고 최선을 다해 진료를 받고 아무리 명의리 해도 자신 스스로 적극적인 치료에 협조하지 않으면 고칠 수가 없다.
몸에 이상이 있으면 전문 책이나 인터넷을 보고 그 병에 대하여 발병원인, 치료방법, 치료 후 관리를 자신이 공부하여야 한다. 그러면서 전문가인 주치의 선생님으로부터 조언을 들어 실행해 나가야 한다.

현대는 양의 시대로 대학병원이나 동네병원에 다니지만, 한방이나 대체의학 또는 민간요법이나 식이요법으로도 놀라운 효과를 보고 있다.
①뜸 ②침 ③약이라는 말이 있다.

웬만한 병에는 뜸이 으뜸이라는 말이 있듯이 옛날 우리나라 가옥의 구조인 온돌방이 뜸이나 마찬가지이다. 배가 아프고 몸이 찌뿌듯하고 아플 때 아랫목 뜨끈뜨끈한 구들장에 엎드려서 배를 대고 지지고 나면 거짓말처럼 거뜬하였다. 불편한 곳에는 뜨거운 열이 효과가 있다는 선조들의 지혜였다.
어머니들은 아궁이에 불을 땔 적에 아궁이 앞에서 앉아 불을 때므로 아궁이에서 나오는 뜨거운 화기는 어머니들의 복부와 자궁에 와 닿아 부인병을 모르고 살아오셨다.
여기에 아이디어를 얻어 나온 것이 뜸이다. 구들장 이외 뜸기는 청옥이나 귀사문석, 원적외선 돌이면 더욱 효과적이다. 불에 뜨겁게 달구어서 수건에 둘둘 말아서 불편하거나 통증이 있는 곳에 대면 처음에는 뜨거워 힘들지만 조금만 지나면 시원해진다. 옛날에는 병원도 없고 한의원을 찾아가려면 멀어서 거의들 민간요법을 활용해왔다.

돌을 가스레인지 위에 올려놓고 약 30분 정도 달구어 아침, 저녁으로 두 번씩 하루도 거르지 않고 돌이 식기 전까지 찜질한다면 땀을 많이 흘리게 된다. 그런 과정에서 화상과 상처가 생기지 않도록 주의해야 하지만, 혈액순환이 되어 노폐물이 빠져나오고 오장육부가 좋아지면 속병이 낫는다.
간을 자극하게 되면 술로 망가진 간을 회복시켜준다.
과연 효과가 있을까? 혈액검사와 간을 CT 촬영해 보았다. 간은 정상인으로 좋아졌고 낭종 이외 지방간 질환의 흔적도 찾아볼 수 없다고 하였다. 전문의의 소견도 참으로 놀라운 결과라고 하였다.

민간 대체요법은 이뿐만이 아니라 배탈이 나서 설사를 참을 수 없을 때 지사제도 없고 소화제도 없으니 육모초(익모초) 잎을 즙을 내어 한약 같이 마시면 얼마 안 가서 씻은 듯이 낫는다.

익모초는 여성에게 더 좋다. 혈류를 개선하여 심신안정에 도움이 되고 임산부의 산후조리에 효과적이다. 생리불순 생리통에 정상적인 생리 기능이 된다. 불임이면 자궁이 좋아져 수태가 잘 되고 고혈압과 더위를 먹었을 때, 폭염을 이겨 낼 때, 부기와 이뇨작용, 신장, 콩팥 기능이 좋아진다.

유방암, 자궁암을 예방해준다고 하여 쥐에 실험한 결과 78%까지 억제한다는 것으로 확인되어서 민간요법을 무시해서는 안 된다.

익모초는 생즙으로 마시기도 하며 찐하게 달여서 조청처럼 하여 떠먹기도 한다.


인생의 120년 긴 여정을 가기 위해서는 뭐니 뭐니 해도 첫째가 혈관 건강이다. 혈관이 깨끗해야 하고 혈관의 건강은 자신이 살아온 대로 그대로 나타난다.

우리가 나라에서 2년마다 실시하는 건강 검진을 받고 나면 병원에서 2주 이내로 검사 결과가 우편으로 날아온다.

소견서에 당신의 혈관 나이는 64세인데도 70세로 나오기도 하고 70세인데도 55세로 나오는 경우가 있다.

혈관 나이가 실제 나이보다 많이 나오면 섭생을 아무렇게나 하였거나 운동이 부족하였기 때문이다. 반대로 나이보다도 훨씬 젊게 나왔다면 자신이 관리를 잘 했다는 결과다.

장수하는 할머니들의 혈관은 거의 깨끗하고 건강하여 실제 나이보다 젊다. 술, 담배, 육식, 인스턴트식품을 하지 않기 때문이다.
소일거리로 늘 일도 하시고 동네에 마실도 가시면서 산책을 하며 운동이 되기 때문에 비만이 없고 몸이 가볍게 보이신다.

혈액은 우리 몸의 전신을 순환하며 영양분을 공급하고 노폐물을 옮기는 역할을 하는데, 이때 혈액이 지나가는 통로가 혈관이다.
혈관은 동맥, 모세혈관, 정맥으로 나눌 수 있다.
동맥은 심장에서 나와 산소가 풍부한 혈액을 전신으로 보내주는 역할을 하며, 모세혈관은 조직 세포에 산소와 영양분을 공급하고 이산화탄소와 노폐물을 수거해간다. 정맥은 조직에서 걸러진 이산화탄소와 노폐물을 다시 심장으로 모이게 하는 역할을 한다.
동맥의 굵기는 직경이 2~3cm인 대동맥부터 수mm 이하인 세동맥까지 다양하다. 동맥 관련 질환에는 관상동맥 협착증, 뇌혈관 질환, 심혈관질환, 말초혈관질환이 있다.

혈관은 심장에서 혈액이 나가는 동맥이 있고 심장으로 들어오는 정맥이 있다. 그리고 동맥과 정맥을 연결하는 모세혈관이 있다. 온몸에 있는 혈관 망의 총 길이는 모세혈관까지 합쳐서 약 12만km 정도가 된다. 이것은 지구를 두 바퀴 반에 해당하는 길이가 우리 몸의 혈관 길이라니 마냥 신비롭다.

그러므로 혈관에 문제가 생기면 이상이 있는 곳의 세포가 혈액 공급이 원활하지 않아 종양이 생기고 암이 된다.
남성의 성기 자체도 혈관의 혈액이 몰려 들어왔을 때 발기가 되어 서게 되므로 혈액이 들어오지 않으면 발기부전으로 성기가 서지 않는다. 혈관은 그만큼 우리의 인체에서 핵심적으로 중요하다.

저녁이면 하체 부종으로 붓거나 이곳저곳 저리고 쥐가 나거나 손발과 몸이 차면 좋지 않은 생활습관에서 발생하는 현상이다. 맵고 짠 음식, 운동이나 수면 부족, 기름진 음식이나 술, 담배로 혈관이 원활해지지 않아 좁아지거나 막히게 되기 때문이다. 혈류 이동이 순조롭지 못하다면 신체는 다양한 변화들이 생긴다. 그중의 하나가 소화불량이다.
혈행은 혈류를 타고 뇌까지 산소공급이 이루어지고 영양소를 전달하는데 원활하시 못하면 기억력이 떨어지고 긴망증이 생긴다. 그러므로 혈액순환에 좋은 건강보조식품이나 보약을 챙겨 먹는 이유다.
120세까지 가려면 혈관 건강, 혈액순환이 원활해지는 데 좋다는 것에는 아끼지 말고 투자하여야 한다.

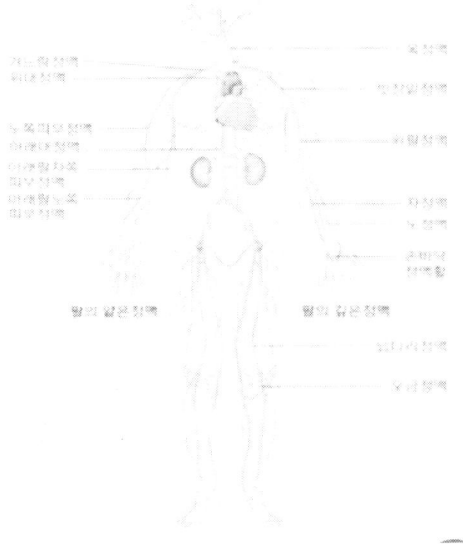

혈관 청소 십계명
① 하루에 다섯 가지 채소나 과일을 먹는다.
② 다섯 가지 이상 잡곡을 섞어 먹는다.
③ 백색 음식(설탕, 흰쌀, 밀가루, 조미료 등)을 먹지 않는다.
④ 기름진 음식을 먹지 않는다.
⑤ 등 푸른 생선(고등어, 꽁치) 먹는다.
⑥ 콩, 두부로 단백질을 섭취한다.
⑦ 견과류 (호두, 잣, 땅콩, 아몬드)를 먹는다.
⑧ 나트륨을 줄여 짜게 먹지 않는다.
⑨ 포도주나 소주 한 잔을 반주로 하는 것은 좋다.
⑩ 금연하고 운동은 일주일에 5일 30분 정도 한다.

혈액순환이 되지 않으면 우리 몸은 여러 가지 증상이 나타난다. 얼굴이 창백하고 매사에 의욕이 없으면서 무기력해진다. 걷거나 계단을 오르면 어지럽고 숨이 가쁘고 심장이 뛴다. 손발이 저리고 차갑다.
조금이라도 이런 증세가 보인다면 지나치지 말고 병을 의심하고 치료해야 한다.
건강은 아무리 강조하여도 지나침이 없다. 건강을 유지한다는 것은 자신에 대한 의무인 동시에 가족, 나아가 사회에 대한 의무이기도 하다.
건강이 없으면 즐거움도 행복도 사라진다.

이리저리 움직이고 돌아다닐 수 있는 사람은 건강을 만들었기에 부자이다. 곧 건강한 것이 부자인 것이다.
머리는 빌릴 수 있어도 건강은 빌릴 수 없다. 생명은 억만금의 황금으로도 살 수 없으며 건강할 때는 자기의 건강을 모르다가 환자가 되어서야 뒤늦게 건강이 무엇인지 알아도 이미 때늦은 후회다.

건강할 때 휴식, 절제, 즐거움 세 가지를 늘 염두에 두면 병원에 의사를 찾아갈 일은 없게 된다.
인간은 세월이 간다고 늙는 것보다 꿈이 없고 이상이 없을 때 늙는 것이다. 세월이 가면 피부에는 주름이 늘어도 흥미를 잃지 않으면 마음에 주름살이 생기지 않는 법이다. 사람이 늙는다는 것은 세월이 육체를 늙게 하지만 마음만은 청춘으로 살아간다면 노화는 10년 20년 늦추어진다.

건강하면 나이를 잊고 살아가기 때문에 행복감이 든다. 자신에게 즐거움이 되면서 다른 사람에게도 도움이 될 수가 있다. 이런 사람들은 일할 때 가장 행복하다고 느낀다.
나이가 들어서도 어떤 일을 하여야 행복해질 수 있는지를 생각해 보아야 한다. 자기 자신이 먼저 행복해야 다른 사람도 함께 행복하게 할 수 있다. 혼자서만 느끼는 행복은 진짜 행복이 아니다. 자기 자신이 행복해서 자기가 사랑하는 사람까지 행복을 느낄 때다.

120세까지 목숨만 유지하여 장수 하는 것은 의미가 없다. 사랑하는 사람과 식도락으로 맛있는 것을 먹으러 다니는 즐거움과 안 가 본 곳으로 여행을 가서 경이롭고 신비로운 경치를 보는 즐거움이 있어야 사는 보람을 느낀다.
지금까지 보신 불로초대로 살아가신다면 120세가 되던 해에 3일만 감기몸살처럼 누워 있다가 극락의 세계로 가실 수 있다.

# 10. 블루존의 다이아몬드

 인간이 120세까지 살 수 있을 가능성은 실제로 얼마나 되는가?
영양제나 호르몬요법, 유전자 조작이 효과가 있는가?
오랫동안 건강하게 장수하는 입증된 방법은 어떤 것이 있는가?
드문드문 가뭄에 콩 나듯이 100세 넘은 장수 노인이 이곳저곳에 있기는 하고, 세계적으로 초고령 인구가 집단으로 있는 블루존이라는 곳은 현재 다섯 군데로 그리 많지는 않다.
① 일본의 오키나와
② 이탈리아의 샤르데냐
③ 미국의 캘리포니아주의 로마린다
④ 코스타리카의 니코야
⑤ 그리스의 아카리아

세계의 5대 블루존이란?
지구촌에서 가장 오래 100세 이상, 건강하게 사는 사람들이 거주하는 지역을 블루존이라고 부른다.
블루존 지역 사람들에게 공통된 식습관과 생활습관은 간단하면서도 효과적이지만 실천하지 않으면 무용지물이다. 장수하기 위해 하나하나 짚어보고 아는 말이라도 그들의 삶을 관찰해볼 필요가 있다.

①아침 식사는 꼭 한다.
무설탕, 통곡물 섬유질과 비타민 B로 심장병과 당뇨병을 줄인다.
오키나와의 경우는 된장, 두부의 단백질과 현미와 녹차로 심장병과 콜레스테롤을 낮추며 특히 녹차는 혈당 수치를 낮추는 효과가 있다.
②신선한 제철 채소와 과일을 꼭 먹는다.
과일을 잘 안 먹는 사람보다 폐암에 걸릴 확률이 70%가 낮으며 녹황색 채소를 늘 먹는 사람은 그렇지 않은 사람보다 사망률이 절반에 그친다.
③하루에 물을 충분히 섭취한다.
다섯 잔 이상 마시는 사람은 물을 적게 마시는 사람보다 심장발작을 일으킬 가능성이 작다.
④신앙과 조상을 대단히 공경한다.
조상들이 보살펴 줄 것을 믿고 나쁜 일이 생기면 어쩔 수 없이 일어난 일이라고 생각한다. 반면 좋은 일이 생기면 조상들이 보살펴 주셨기 때문이라고 여긴다.
⑤긍정적인 사고를 한다.
스스로 오래 살 것이라고 긍정적 생각을 하는 사람들은 실제로 장수하고, 오래 살지 못할 것 같다며 이렇게 불편한데 뭘 오래 사느냐고 부정적인 말을 일삼는 사람은 실질적으로 오

래 살지 못한다.
⑥건전한 네트워크를 구축한다.
건강한 생활을 하는 사람들에게 둘러싸여 장수하도록 환경을 자연스럽게 만든다. 이런 영향을 받아 일상생활도 자연스럽게 스스로 만들어 좋은 생활습관으로 살았기 때문에 슈퍼 장수인으로 120세까지 산다.
⑦하루하루를 목적의식을 갖고 산다.
무의미하게 사는 사람보다 목적의식을 갖고 늘 새로운 일에 도전하는 사람이 에너지가 생기기 마련이다. 조그만 일이라도 동기부여를 해야 수명이 늘어난다.
⑧돈에 집착하지 않는다.
돈을 벌려고 건강을 잃으면서까지 과로하는 것은 어리석은 짓이다.
⑨사회적 교류를 한다.
주변 사람이나 친구들과 친목을 갖고 즐거움이 있어야 한다.
⑩충분한 휴식과 숙면을 한다.
충분한 양의 질 높은 수면은 몸의 피로를 해소하고 전반적인 면역력 강화에 도움을 주기 때문이다. 7시간 이상 숙면을 하면 심장병이나 뇌졸중 등으로 인한 사망 위험이 줄어든다.

이렇게 120세 장수 하는데도 여러 가지 조건이 있어 모든 사람이 다 120세까지 장수하는 것이 아니다.
좋은 생활습관, 신선한 섭생, 규칙적인 운동 등등 이외에 모두 다 잘 지켜 왔더라도 후천적인 영향으로 열 번 잘하고 한 번 잘못하면 수포로 돌아간다. 성격이 모가 났다든지, 담배를 피우면 소용없는 것처럼 쉽지는 않다.
노인들이 속이 좁아서 수십 년을 친하게 지내 오던 인맥이나 인연을 맺었던 사람들에게 삐져서 등을 돌리거나 적을 만들어 인연을 끊는다면 제아무리 장수 조건을 다 갖추었더라도 인생 승리를 할 수 없다.

지금 100세 이상 사는 슈퍼 노인들이 약 3,500명 생존해 있는데 120세까지 장수하려면 지금 슈퍼 노인들의 생활습관을 따라 하는 것이 비결이다.
그들은 모두가 한결같이 다정다감해 마음이 너그럽고 우아하다. 그래서 그들은 미움을 받지 않는다.
인생 교훈인 움직인 만큼만 산다는 것은 일어서서 다니면 살고 앉아 있거나 드러누우면 죽는다.
인생은 단 한 번뿐이므로 연습도 없으며 죽으면 머리털 한 올도 가져갈 수 없으며 영원히 사라져 버리는 게 인생이다. 그래서 가능한 한 더 살고 싶기 마련이다.

노인들 10명 중 4명은 오래 사는 것을 두려워한다. 그 원인은 질병으로 고통받기 때문에 이렇게 살아서 무엇 해하면서 빨리 죽었으면 좋겠다고 입버릇처럼 내뱉는다. 장사꾼이 밑지고 드린다는 말과 처녀가 시집 안 가겠다는 말은 믿지 말라고 하듯이 노인들이 죽고 싶다는 말도 거짓이다.
믿어서는 안 되지만 질병에 시달리는 노인들의 넋두리는 하루하루가 고통스러운 삶이기 때문이다.
이러한 노인들은 젊은 시절 자신의 건강 관리를 소홀히 해

온 결과다.

과거에 제아무리 잘 나갔더라도 중요한 것은 지금 얼마나 건강하며 행복하게 살고 있으며 무엇을 하고 지내며 어떤 관계를 맺고 있는지가 중요하다.
건강한 실버들은 노년기에도 즐거워서 콧노래가 저절로 나오므로 실버가 아닌 골드 인생으로 당당하게 살아간다.
낮에는 현역처럼 일하고 밤에는 책을 읽고 틈새 시간마다 자신의 새로운 구상을 하며 도전하고 자식이나 주변 사람들 눈치를 보지 않고 한 가지 이상의 취미를 즐기고 있다. 자신이 하고 싶은 취미 생활을 당당하게 즐기니 늘 행복하다.
그래서 장수는 조상 탓으로 유전이 아니고 자신의 건전한 생각에 따른 당당한 결과다.

빈둥대지 않고 늘 움직이고, 삼시 세끼를 칼같이 지켜 먹고, 새로운 사람을 많이 만들고, 도전하고 항상 독서 하며 배우고, 건전한 자기 취미를 살려 즐겁게 지내고, 음식으로 보충 안 되는 건강식품은 몇 가지 챙겨 먹고, 건강에 좋다는 것은 돈을 아끼지 말고 자기를 위하여 투자해야 한다.

우리나라 정신과 의사로 최고 권위자인 이시영 박사는 (1934년생 90세) 이시영 자기처럼 살라고 한다.
요양 병원에 가 보면 사람이 사는 게 아니고 죽지 못해 살기 때문에 사람이 아니라고 한다. 이들은 젊은 시절부터 몸을 함부로 쓰고 아무렇게 무질서하게 지내왔기 때문이라고 단호하게 말한다.
그는 말기 암 환자나 죽을 날만 기다리는 요양 병원 환자는 산으로 가라고 한다.
병원이나 요양원에서 더는 해줄 게 없으니 밀려서 체념하고 산에 들어갔다. 나물 먹고, 물 마시고, 신선한 공기 마시며 소박한 산중 생활이 시작되었다. 근데 이게 웬일인지 죽지 않는 것이다. 한 해 두 해 이젠 10년 20년 끄떡없이 잘살고 있다. 산에 위대한 치유력이 있어 유감없이 발휘된 것이며 산은 위대한 자연 치유자인 셈이다. 그래서 자연인으로 산속에 사는 사람이 점점 늘어나고 있다.

산의 자연치유력에 관한 과학적 근거는 많은 연구에서도 밝혀졌다. 대한민국은 삼면이 바다이고 육지의 70% 이상이 산이며 4대강을 중심으로 강이 흐르는 천혜의 땅이다.
화가 많은 사람은 자연을 벗 삼아 살지 못한다. 그래서 큰 병이 생기거나 화병이 나면 그제야 자연인으로 살기 위해 산으로 들어간다. 그리고는 치유가 되어 살아남아 자연인으로 제2의 인생을 사는 게 너무나 행복하다고 한다.
산에 갈 수 없으면 가까운 공원이나 뒷동산이라도 가야 하고 그것도 아니면 내 집 앞이라도 걸어야 한다. 제주도에는 올레길이 있고 지리산에는 둘레 길이 있으며 서울에는 한강 둔치가 있다.

90세 의학박사의 혜안은 경이롭고 질병 시대의 나침반과도 같아 고령의 노학자는 정정한 이시영처럼 살라고 강조한다.

행복한 노후를 위해서 세 가지가 특히 중요하다.
①재력 - 120세까지 살려면 돈이 있어야 한다.
②건강 - 건강이 나쁘면 사는 게 즐겁지 않고 지겹다.
③친구 - 친구 관계를 비롯하여 모든 사람 관계가 원만하여야 한다.

90세 노인들에게 건강상태가 어떠냐고 물으면 90%는 아픈 데가 있어 약을 먹는다고 하고 10%는 아무 데도 불편한 데가 없어 약도 안 먹고 병원에도 가지 않는다고 한다. 대부분이 아픈데 거리에 지팡이를 짚고 다니는 꼬부랑 노인들이 잘 보이지 않는 것은 요양원에 들어가 누워 있기 때문이다. 그래서 어린 친손자 고손자들은 꼬부랑 할아버지를 보지 못한다. 90이 넘어도 허리가 꼿꼿하게 지팡이 없이도 걷는 노인은 열 명 중 한 명 정도인데 그런 노인들만이 120세 장수를 보장받아 축복받은 사람이다.

현재 우리나라의 기대수명은 83세 있지만, 건강 나이는 93세로 10년은 몸이 불편하고 괴로워서 병원에 다니다가 죽는다. 이런 모든 것이 건강할 때 젊은 나이에 건강을 안 지키며 무심코 살아왔기 때문이다.
불멸 장생과 건강 장수는 모든 사람의 꿈이다.
100~120세까지 사는 사람은 초 슈퍼 노인이라 할 수 있는데 이들을 보면 사망 직전까지 질병의 고통과 기능장애가 없이 건강한 삶을 누리고 있다.
이렇게 건강하게 장수하는 이유는 좋은 행동 양식, 환경 인자가 중요하였기 때문이다.
같은 날 같은 시간에 태어난 쌍둥이들을 보더라도 각각 다른 환경에서 살아왔다면 장수하는데 70%는 환경 차이에 영향을 받아 서로 다른 수명을 살게 된다. 그리고 노쇠, 만성질환, 당뇨, 장애인 삶의 질 저하, 심혈관질환, 중풍 이러한 이유로 인하여 장수하지 못한다.

우리나라는 21세기인 2000년에 고령화에 진입하였다.
그리고 18년 후인 2018년 '고령사회'가 되었고, 다시 7년 후 2025년이면 '초고령사회'에 진입한다.
앞으로 2040년이 되면 10명 중 4명은 80세 이상 노인이 생겨날 것이다. 그러면 5천만 인구 중 2천만 명 가까이 노인들의 세상이 될 것으로 예측하고 있다.
한국은 세계에서 기대수명이 높은 편으로 앞으로는 더 순위가 올라갈 것이다.

출생아 수는 1970년 초 100만 명이나 출산하였는데 50년이 지난 2020년에는 겨우 27만 명에 불과하다.
결혼적령기도 높아져 평균 남자는 33세 여자는 31세로 그나마도 결혼하여 출산하면 다행인 실정이다. 이렇게 되면 한국의 인구는 현재 5,100만 명이지만 40년 후에는 4천만 명으로 천만 명 이상이 감소 될 예정이다.

고령 인구가 증가하면 경제 성장이 저하되고 재정부담이 늘어나 노령연금, 노인 의료비 또한 늘어난다. 생산 인구감소로 세금은 감소하는데 급속한 노령화로 만성질환 환자들이 늘어나면서 사회 의료비 부담은 천문학적으로 늘어날 것이다.
의료비 상승을 막기 위해서는 질병 예방과 건강증진 중심의 정부 정책이 시급하다. 고령 노인을 건강하게 만들어 삶의 질을 높이고 의료비 복지 부담을 줄이는 것이 좋은 정책이 될 것이다.

건강하고 활동적인 고령사회를 구축하기 위해서는 노년의 건강한 생활습관을 유지하고 좋지 않은 생활습관을 개선하는 것은 질병을 예방하는데 매우 중요하다.
국가적으로 노령층의 신체활동을 증가시키기 위한 제도로는 인프라 구축과 노인종합복지관 확장으로 복지와 노인건강을 위한 노인참여 유도가 절대적으로 필요하다.

앞에서도 여러 번 언급하였듯이 모든 노인의 신체활동을 위한 춤을 활성화하여 성인병을 줄이게 한다면 의사들이 부족할 일도 없고 의료비를 수조 원씩 천문학적으로 지출될 일도 없다. 소 잃고 외양간 고치는 것보다 사후약방문(死後藥方文)이 되지 않으려면 시급한 정책 순위부터 시행에 옮겨져야 한다. 그러면 인프라 구축으로 고령자들이 사회구성원이 되어 사회활동을 할 수 있을 것이다.

장수하기 위해서는 질병이 하나도 없으면 좋겠지만 질병이 있다면 잘 조절하면서 타인에 의존 없이 살아가는 것이 목표이다.
질병 중에서 알츠하이머와 치매가 주요한 사망원인이다. 알츠하이머병은 퇴행성 뇌 질환으로 치매를 일으키는 가장 흔한 원인으로 알려져 있다. 주로 65세 이후에 발병하고 나이가 들수록 발병 위험을 증가시키므로 고령 인구가 늘어날수록 치매 환자 비율도 증가 될 것이다.

두 번째로는 암이다.
노화가 되면 발암물질에 노출되는 기간이 그만큼 많아지고 면역기능의 저하로 암의 발병빈도가 높아진다. 노화로 인해 DNA가 손상되면 스스로 회복하기 힘들어 고령층 사망의 주요 요인이 된다.

다음으로는 고혈압, 심장병, 당뇨, 만성신장(콩팥) 병이다. 생활습관 개선 및 적절한 치료를 통해 관리하였을 때 그 위험도는 최소화할 수 있어 회복하는 데 힘써야 한다.

최근에 사망원인 1위는 뇌졸중이며 그다음은 코로나 19 유행병으로 고령 인구 중에서 제일 많이 사망하였다.
2023년 5월 31일 코로나는 의무에서 권고로 조정되어 병원에서만 마스크를 쓰고 나머지는 마스크를 쓰지 않아도 된다. 3년 5개월 동안 코로나로 인한 확진자와 사망자가 기하급수적으로 생겨났다. 코로나가 완전히 물러가는 것이 아니고 감기처럼 코로나 19와 함께 살아가는 시대가 되었다. 이제는 언제나 걸릴 수 있고 1번, 2번, 여러 번 걸릴 수가 있어 면역력을 강화해 코로나에 걸리지 않도록 하여야 한다.

그다음으로 사망원인 10위권 안에 드는 것이 청력 장애와 낙상이 있다.
노인성난청은 노화에 따른 감각기관의 이상 중에서 가장 흔하게 발생하면 나이 들수록 그 유병률도 급속도로 증가한다. 70세 이상 50%가 노인성난청이다. 난청이 있는 노인은 대화가 힘들어져 의사소통과 행동 장애 등 기능적인 장애가 발생하게 된다. 난청이 발생하면 보청기 혜택을 받아 빨리 착용하여 일상생활을 유지하도록 하여야 한다.

낙상 또한 연령이 증가함에 따라 골절도 증가한다.
한번 낙상 경험이 있으면 무서워서 운동하지 않게 된다.
낙상으로 인한 노인들의 사망률도 날로 높아지고 있어 외출 시 지팡이를 짚고 주머니에서 손을 빼고 걷도록 하여야 한다. 그리고 퇴행성관절염은 고령층에서 질병 부담이 높은 질환이므로 노화와 함께 발생 위험을 증가시키고 있다.
노인들을 죽고 싶도록 괴롭히는 척추 통증 (허리디스크) 무릎관절, 낙상사고와 함께 몇 년 안에 질병 10위권 안에 들게 될 것이다.

불편한 것이 많아 괴로우면서 오래 사는 것은 축복이 될 수 없다.
①건강한 생활습관으로 질병을 예방하자.
②질병은 조기에 찾아내어 바로바로 치료하자.

③만성질환이 있다면 목숨 걸고 철저히 관리하자.
질병이 하나도 없이 80세~90세가 된 노인은 백 명 중 열 명뿐이다. 이들은 매사를 규칙적으로 살아오면서 자신을 엄격하게 자제하며 살아왔기 때문에 축복받을 만한 가치가 있는 훌륭한 삶이다.

주변에 자기관리가 철저하여 90세가 되어도 성인병 하나 없는 분이 계시다. 그분은 자신을 노인이라고 생각해 본 적이 없다고 하시고 연세만 들었지 마인드도 노인 갖지 않은 분이셨다. 아내분께 여쭤봤더니 우리 영감님은 빈둥대는 법이 없이 늘 부지런하게 움직여서 그런 것 같다고 말씀하신다.
어떻게 사느냐가 그대로 지표로 남는 법이다.

## 11. 알아야 잘 살 수 있다.

　나라에도 법이 있듯이 사람에게는 도리가 있다.
도리란? 사람이 마땅히 행해야 할 바른길을 말한다.

2000년 전 공자는 인간에게 도리를 가르치셨는데
그 가르침이 오랜 세월이 흘렀어도 틀린 말이 아니었다.
20대에는 학문에 뜻을 두어 배움을 완성하고
30대에는 그동안 배운 기초로 자신의 할 일에 임하고
40대에는 자기 얼굴에 책임을 지게 판단이 옳아야 하고
50대에는 지천명 하늘의 뜻을 알았다는 말은 절이 늘었다는 것이고
60대에는 귀로 들은 뜻을 알아듣게 되고
70대에는 마음이 하고자 하는 대로 하여도 법도에 벗어나지 않아야 하고
80대에는 산전수전 다 겪어 도서관 하나 분량의 지식이 있다.

인생에서 30대는 기초가 되는 가장 중요한 때이다.
직업도 갖게 되고 결혼도 하게 된다.

첫 단추를 잘못 잠그면 계속 꼬이듯이 인생에서도 직업에 첫 발을 들여놓으면 평생직업이 되므로 첫 직종이 아주 중요하다. 그뿐만 아니라 백년해로해야 할 배우자 선택 역시 자신의 운명을 좌우한다. 남편이고 아내이고 서로가 어떤 사람을 만나느냐에 따라 인생이 망가지거나 팔자가 달라지 게 된다. 그래서 30대에는 직장 이직률도 높고 창업도 많으며 배우자와 이혼율도 가장 높은 시기다.

30대 때는 시작이므로 성급하게 성공을 바랄 수가 없다. 앞으로의 미래를 위하여 전문지식을 더 쌓거나 최고의 일인자가 되기 위한 수련을 할 시기다.

레저 생활로 여행만 다닌다든가 골프만 치러 다닌디는 것은 50대 이후로 미루고 40대에 꽃을 피우기 위해 최선을 다할 때이다. 36세까지가 청춘이다.

청춘을 시간 낭비하면 인생을 낭비하는 것이다. 한 번 지나간 청춘은 다시는 돌아오지 않는다.

인생은 망망대해를 건너는 배와도 갔다. 폭풍우가 몰아쳐 난파되어도 목숨을 겨우 건질 수도 있고 날씨가 좋아 순풍에 돛 단 듯이 평탄한 항해를 할 수도 있다.

30대~40대에 사업을 하다가 실패하면 빚쟁이들 등쌀에 죽고 싶은 심정이 하루에도 몇 번씩 들게 된다. 그러나 아이들을 생각해서 마음을 돌려먹기도 한다. 비바람이 불면서 눈보라가 치던 날도 있지만, 여름 햇살이 작열하게 이글거리며 화창한 날씨가 계속 이어질 때도 있다.

사업은 이런저런 세상 경험을 종합한 작품이다.
카리스마, 자신감, 과감함, 피 끓는 열정 추진력이 있어야 하지만 무엇보다도 중요한 것은 도전이다.
도전은 나이와 성별, 학력과는 무관하다.
가난해서 초등학교도 못 다니던 70~80대 할머니들이 초등학교에 입학하여 시집을 내기도 하였다. 자기 이름조차 쓰지 못하던 문맹자가 시집을 내서 세상에 화제가 된 것도 도전이 있었기 때문에 가능한 것이다.

공부, 취업, 춤, 사랑 등등 모든 것에 도전은 필수적이며 결실을 이루는 데는 에너지와 열정이 필요하다.
목숨을 걸고 대드는 데는 한계를 극복할 힘이 생겨 꿈을 이루게 된다.
자전거를 타고 가다 멈추면 쓰러지듯이 도전을 하다가 중단하면 중간에 쓰러지게 된다. 그러면 그동안의 시간과 금전은 낭비가 되고 하다가 포기하면 처음부터 아니 함만 못하다.
나는 할 수 있다. 잘 할 수 있다. 잘 될 거야 하고 긍정적인 용기를 갖고 도전하여야 한다.
시련과 고난을 겪어보지 않은 사람은 온실 속에 핀 꽃처럼 연약하다. 순탄하게 살아왔거나 어리광만 부리면서 성장해 왔던 사람은 시련과 곤경이 닥쳤을 때 좌절하거나 절망하여 인생을 포기한다.

그러나 야생화처럼 비바람을 다 맞으며 피었던 곳은 어떠한 시련과 고난이 닥쳐와도 당황하지 않는다.

시련과 절망을 기회로 삼고 난관을 헤쳐 나가려 한다.
전자의 사람들은 힘든 것, 어려운 것이 있으면 피해서 갔고, 후자의 사람들은 바닥에서 박박 기고서도 웃었던 사람들이다. 나 자신을 위해서는 누가 뭐라 하든 남의 눈치를 보지 말고 도전해야 한다.

우리 어머니나 할머니들은 조선 시대 유교 사상이 DNA 속에 아직도 남아 있어 가족만을 위해 희생하며 살아왔고 오로지 집밖에 모른다.
앞에서도 언급되었듯이 다시 한번 강조한다면 나라에서 복지정책으로 운영하는 노인종합복지관은 전국 어디에나 다 있다. 그곳에 가면 논도 거의 안 들고 60여 가지의 평생 교육 프로그램을 다 배울 수 있는 좋은 복지시설이다.
새로운 친구나 인연이나 인맥도 쌓여 가게 되고 사회참여 활동도 되어서 훨씬 즐거운 노후생활을 할 수가 있다.
복지관에 오시는 분은 60대부터 90대까지며 그중에 70대가 가장 많다. 남성보다는 여성이 70% 이상으로 이제는 희생만 하며 살던 조선 시대가 아님을 실감하게 된다.
어떤 할머니는 왜 진작에 이런 데를 몰랐을까 하면서 일주일에 한두 번 복지관에 가는 날만 손꼽아 기다려진다고까지 하신다.

인생은 80부터라고 물방울이 바위를 뚫듯이 꾸준히 배우면 전문가다운 실력을 갖출 수 있다.
노래 교실의 경우 일주일에 1시간씩 4개월 동안(16주) 다니면서 최신가요와 인기 가요를 지도받게 된다.
전국 노래 교실이나 노래방에서 가장 인기가 좋다는 나훈아 작사 정경천 작곡가 박서진 노래 "지나야"가 한참 대세다.

&lt;지 나 야&gt;

한때는 사랑했던 사람
한때는 죽고 못 살던 사람
지금은 남이 되어 곁에 없지만
그래도 나는 아직도 나는 사랑은 나를 두고 멀리 떠났지만,
사랑을 남기고 간 것들은 수많은 별이 되어 밤을 설치네
그저께 밤에도 어저께 밤도 어디서 무얼 하고 있을까.
아주 나를 잊었을까 어쩌다가 우연이라도 좋아
다시 한번 만나고 싶어
지니야 지니야 지나야 내가 더 널 사랑했나 봐

나훈아가 박서진에게 선물 하였다는 곡 '지나야'가
스마트폰 유튜브에서 '지나야'를 치면 박서진의 맛깔나는 곡이 감미롭게 울려 퍼진다.
가장 장수하는 사람이 음악가들이라는 통계가 있다니 그만큼 음악은 마음을 치유하는 마법이다.

음악가란?
직업적으로 노래만 부르는 가수만이 아니다.
일반 사람들도 자주 노래를 부르면 음악가처럼 즐거워서 장

수한다. 건강 장수는 몸과 마음이 튼튼하여야 하므로 몸만 튼튼해도 안 되고 마음만 건강하여도 안 된다. 몸은 마음을 따라가고 마음은 몸을 따라간다.
몸과 마음은 연결되어 있으므로 나는 120세까지 살 거야 하고 마음먹은 사람은 그렇게 되고 아니야 나는 오래 살아서 무얼 해 늙으면 일찍 죽어야지 하는 사람은 정말로 일찍 죽는다.

무서운 치매나 당뇨는 완치가 안 되어도 암은 완치가 된다. 완치되는 암 환자는 '나는 반드시 암을 극복하여 살아날 수가 있을 거야' 하는 긍정적인 마음을 가지고 있는 사람이 스스로 회복이 빨라 일찍 퇴원하지만, 암에 걸렸다고 노심초사하고 불안 공포에 떠는 부정적인 환자는 수술 결과가 나쁘거나 완치가 되더라도 재발 위험성이 높아진다. 이것은 암병원 전문의의들이 말하는 통계에서 나온 학설이다. 그러므로 사람의 모든 것은 마음먹기에 달려 있다고 하는 것이다.

교훈이 있고 가훈이 있듯이 사람 사는 것도 인생 훈(人生訓)이 있다.
① 사람은 아는 만큼만 보인다.
② 사람은 마음먹은 대로 팔자가 된다.
③ 사람은 성격대로 자신의 운명이 된다.
④ 사람은 먹은 만큼 몸이 된다.
⑤ 사람은 읽은 만큼 사람이 된다.
⑥ 사람은 움직인 만큼 살게 된다.

⑦ 부지런한 사람이 긍정적이다.
⑧ 지식보다 지혜로워야 한다.
⑨ 몸과 마음은 쓰면 쓸수록 발달한다.
⑩ 한 권의 책을 더 읽은 사람에게 지배를 받는다.

인간이 살아가는데 교훈이며 진리다.
내가 120세까지 어떻게 살 것인가에 대하여 인생을 디자인하듯 계획을 세운 사람만이 인간승리를 할 수 있다.
맥주 공장에 다니는 사람들은 자신도 모르게 머릿결이 풍성해지고 아궁이 앞에서 불을 때던 시절에는 자궁암이 없었다. 인간은 이렇게 주변 환경에 따라서 영향을 받듯이 달고, 짜고, 매운 음식을 많이 먹으면 병이 쌓이고 오래되고 상하고 변한 음식을 아깝다고 먹으면 염증을 일으키고 노화가 빨리 찾아온다. 반면에 신선하고 영양가 있게 잘 먹으면 먹은 대로 몸이 되어 신체적, 정신적으로 면역력이 높아진다.

## 12. 자신이 한 만큼만 발전한다.

 이 세상에서 가장 어리석은 사람은 사업이 실패하였다고 일가족이 자살한 사건이다. 가장이 사업실패로 가족 전체의 목숨을 함께 데려가는 것은 생각이 짧기 때문이다.
죄 없는 어린 자식들까지 부모를 잘못 만나 꽃도 피어 보지 못하고 죽는 것은 정말로 애석하다.
이런 경우처럼 사람은 평상시 늘 독서를 하여 마음의 평정심을 가져야 한다. 독서를 하면 새로운 제시를 받게 되어 마음을 고쳐먹을 수 있고 다양하게 삶의 방향이 생긴다. 책을 읽기를 싫어하는 사람은 생각이 단순해지며 합리적인 생각을 하지 못한다.

많이 읽고 많이 쓰고 많이 생각하라.
그러면 당신은 나날이 발전될 것이다. 그 발전은 생각하는 사고 자세뿐만 아니라 자신을 컨트롤 할 줄 아는 지혜로 건강까지도 관리하게 되어 장수한다.
절망의 늪에서 희망을 찾는 사람들은 일시적 노숙자가 되었다가 중소기업 CEO가 되기도 한다. 화상으로 10번 수술받은 젊은 여자가 절망하지 않고 삶에 대한 애착과 희망을 품었기 때문에 새로운 인생으로 다시 태어날 수가 있었다.

사람은 감정의 동물이기도 하지만 생각하는 동물이다.
어떤 생각을 하느냐에 따라 자신의 운명이 달라진다.
태평양 바다같이 넓은 생각을 하는 사람은 포용력이 있게 살아갈 것이고 새가슴같이 좁쌀만 한 생각을 하는 사람은 매사를 부정적이고 단순하게만 살아간다.
대통령이나 대기업 회장이라고 해서 모든 것을 다 아는 무불통지(無不通知)는 아니다. 각 부처에는 장관이 있고 각 부서에는 부장들이 있다. 적시 적소에 인재들을 기용하여 인재들의 머리를 빌려 국정을 운영하고 그 그룹을 경영하는 것이다.

대기업들은 중간 경영자들이 인재이기 때문에 세계적인 글로벌기업으로 성장하게 된 것이다. 미국의 최고 재벌 철강왕 카네기는 '자기보다 훌륭한 사람, 잘난 사람을 곁에 모아둘 줄 아는 사람 여기 잠들다.'라고 묘비명에 적어놓았다.
우리나라의 1위 기업 삼성그룹의 창업주 이병철, 2세 이건희, 3세 이재용도 기업의 가장 우선순위를 인재에 두었다. 기업은 사람이 움직이게 하므로 탁월한 인재 한 명이 만 명을 먹여 살리는 인재경영 시대이다.
기업만이 아니라 전쟁 시 군대도 가정의 배우자도 어떤 사람과 함께 하느냐에 따라 승패는 갈리게 된다.

지하자원이 풍부하지 않은 나라나 가난한 가정에서도 살아갈 길은 인재다. 그래서 부모들은 자식 교육에 모든 것을 바친다. 논, 밭이나 소를 팔아 대학까지 가르치고 외국 유학까지 보내서 인재로 만들었다.

사람의 두뇌에는 무한한 능력이 잠재되어 있다. 머리는 용불용설(用不用說)의 원리로 쓰면 쓸수록 발달한다.
머리를 아무리 많이 써도 일생동안 사용한 머리는 30%도 못 쓰고 죽는다고 한다.
머리를 남달리 썼기 때문에 에디슨은 전기를 발명하였고, 빌 게이츠는 컴퓨터를 개발하였다. 이러한 발명가들 때문에 문명이 발달하고 인류에 크게 기여한 것이다.

사람의 두뇌가 무한하게 저장되는 것처럼 컴퓨터나 스마트폰에도 수천만 권의 책이 저장될 수 있으니 놀라울 따름이다.
미래의 전쟁도 머리싸움이다. 칼은 붓을 이길 수 없듯이 신형 무기라도 인터넷 같은 인간의 두뇌를 이길 수 없다.
인간은 배워야 발전한다. 배우지 않으면 말 못 하는 동물보다 더 나을 것이 없다.

타인의 장점을 인정하고 칭찬하는 사람은 많은 지인을 갖게 된다. 그런 사람의 성격은 너그럽고 솔직하며 따뜻한 성품을 지니고 있다. 무엇을 보아도 감동하지 않는다는 것은 냉혈동물이나 다름없다.
감동이 없어져 버리면 자신의 재능 가운데 가장 뛰어난 부분을 잃게 될 뿐만 아니라 어리석고 저급한 것에서부터 자신을 지킬 수단도 잊어버리게 된다.
용기 있고 성실한 인물을 존경한다면 그 자신도 그러한 성격의 소유자이다. 무언가에 강한 동경을 품게 되는 것은 인격을 형성하는 것이다. 위대한 인물에 대한 동경하는 마음을 가슴 속에 품는 것은 자신에게 큰 도움이 된다.

가여운 사람은 남이 칭찬받는 것을 눈 뜨고는 보지 못한다. 비록 친구 일지라도 타인의 성공을 질투하는 것은 도량이 좁고 천박한 성품을 지니고 있기 때문이다. 세상에는 너그러운 마음씨를 지니지 못한 사람들이 너무나 많다. 그래서 인연은 언제 어떻게 될지 모르니 자신을 드러내지 않는 것이 좋다. 자랑을 늘어놓으면 질투와 시기로 적을 만들게 되며 지혜로운 사람은 자신의 빛을 감춘다.

라이벌이 될수록 질투는 더욱 심하게 된다. 남자나 여자인 인간에게 질투가 있는 것은 경쟁심을 유발하여 더욱 자기발전을 하라는 것이지 남을 시기하고 모함하여 함정에 빠뜨리라는 것이 아니다.
질투란 뒤떨어진 무능함을 일깨워 주는 일종의 명약이기도 하다. 독약도 잘 쓰면 약이 되는 것이다.
세상이 많이 바뀌어 너무들 잘 먹어서 당뇨병, 성인병으로 고생들하고 너무나 편하게 살아서 일찍 병들어 가고 있다.

잘 먹고 잘살기만 하면 행복한 게 아니라 불행한 시대다. 그 이유는 움직이지를 않아서 허약해지기 때문이며 무엇이든 욕심껏 많이 가져야만 하는 부자는 단명하다.
먹다 남은 음식물 쓰레기는 산을 이루고 중고 의류를 비롯한 가전제품은 넘쳐나 구제 상점들이 날로 늘어난다.
구제에 몰려오는 가재도구들은 외국으로 이민 가는 자, 사망자의 것 아니면 새로운 것을 사느라 멀쩡한 물건들을 돈을 주고 버리고 있다. 자동차나 휴대전화가 신형만 나오기만 하면 앞을 다투어 새로 장만하느라 쓸만한 데도 내다 버려 중고품이 넘친다.

이제는 소박한 생활이 마음을 평화롭게 한다.
자발적인 가난은 돈을 아끼고 채무가 없고 시간을 아끼는 것이다. 내신에 소식으로 적게 먹고 몸을 많이 움직임으로 체중을 줄이고 비만 없이 혈액순환을 원활하게 하는 것이다. 편하기만 하면 복부비만에 다리는 가늘어 새 다리가 되므로 날로 몸은 허약하게 되며 나이가 60만 되어도 걸음을 제대로 걷지를 못한다.
몸을 혹사하면 과로로 문제가 생기지만 적당한 혹사는 더욱 육체를 단련하여 건강 장수를 약속한다. 움직인 만큼 산다는 말이 있듯이 몸을 써야 건강함으로 일과 움직임은 노년에 가장 필요한 부분이다.

마음이 편안해야 우울증에서 벗어나고 치매도 예방되고 활력이 넘치게 된다.
산책이나 자전거 타는 거라도 매일 같이 꾸준히 하여야 한다. 비가 오면 실내자전거로 하는 것도 좋다.

휴대전화는 적게 하여야 한다. 휴대전화로 인해 우리는 완전히 다른 사람이 되어가고 있다. 운동 대신에 휴대전화로 동영상이나 보고 채팅, 게임이나 하고 시간을 낭비하면 마음은 더욱 초조해지고 눈은 점점 침침해지며 자세는 틀어져 몸이 무기력해진다. 갈수록 중독자가 많아져 수면을 방해하고 사회참여율도 없어져 자신도 모르게 고립되어 가고 있다.

볼거리가 많은데도 볼거리가 없고, 먹을 게 많은데 먹을 게 없게 되는 극한 상황까지 오면 중독된 나쁜 습관은 고치기가 힘들다. 전에는 아이들이나 젊은 층들만 SNS를 즐기며 매달려 살았는데 이제는 노인들까지 확산하여 문제시되고 있다. 지하철이나 버스에서 모두 고개를 늘어뜨리고 핸드폰만 들여다보고 있다가 내려야 될 정류장을 지나치거나 허둥대고 내리다가 넘어지기도 한다.
핸드폰 사용량이 늘어날수록 노인들이 건강은 더 나빠지고 자살률은 더 급증하고 있다. 대화가 없어지니 상대의 마음을 알기 어렵고 점점 마음이 산만해져 무기력과 불안함으로 행복하기 어려워진다.

불편하고, 어렵고, 느리고, 적고 이게 다 나쁜 것이 아니다. 현명하다면 자발적으로 가난과 불편함 어려움을 택하여 자기발전을 통해 나아갈 수 있는 원동력을 만들어야 한다.
인간은 동물과 달라서 60세까지 사는 동안 많은 일이 일어났으며 희로애락(喜怒哀樂)을 느끼고 경험을 해 왔다.
그래서 마음의 공부가 저절로 되어 인생 후반에는 깨달을 수 있는 적기가 되는 것이다. 이때가 자신을 위해서 온전히 집중할 수 있는 시간과 여건이 준비되어있는 시기다.
노후가 되면 특별히 애쓰지 않아도 오랜 경험 덕분에 저절로 깨달아지는 것은 인생에서 괴로움을 피부로 느껴왔기 때문이다. 60~70대만 되어도 자신이 늙었다고 생각하지 않았다가 80대가 되면 인생은 너무나 허무하다는 느낌이 절로 든다고 한다. 언젠가는 모든 걸 다 놓고 가야 하기 때문이다.

이 세상에서 안 먹고 안 쓰고 모으기만 하였던 재산도 머리카락 한 올조차도 가지고 갈 수가 없다는 것을 느낄 때 그래서 허무하다고 생각된다면 죽음이 얼마 남지 않은 때다.
내가 평생 아등바등하며 모아왔지만, 아무것도 가져갈 수 없다니 나는 누구를 위해 그렇게도 애를 쓰며 살아왔던가 이렇게 생각된 후에는 꿈도 희망도 없이 이제는 더는 뭘 할 수가 있겠어? 그냥 편하게 지내다 가는 거지. 자포자기하며 시계추처럼 반복되는 하루를 보람 없이 살아간다.

이렇게 허무함을 보려고 그동안을 아등바등하며 열심히 살아온 것은 아니다. 여기에서 정신이 무너지면 걷잡을 수 없이 노화는 급속히 진행되어 하루하루가 바짝 늙어간다.
80이 되어도 인생은 80부터야 자신만만한 마음가짐을 갖는다면 인생을 40년 더 연장할 수 있다.
금쪽보다 더 귀중한 목숨을 천만금 주고도 살 수가 없다. 그런데도 죽을 때까지 돈을 모으려고만 하고 자신에게는 투자할 줄을 모르는 것은 깨달음의 삶을 모르기 때문이다.

① 자기 수양과 자기 계발에 필요한 독서
② 나누고 베푸는 따뜻한 인정
③ 자신의 유익한 삶을 위한 취미

이 세 가지가 조합될 때 자신은 정신과 육체가 함께 성장하여 남들보다 건강한 삶을 오랫동안 누릴 수 있다.
100세가 넘어서도 자전거를 탈 힘이 남아 있다면 꾸준히 자전거 페달을 밟아 운동하여야 한다.
인간은 모든 순리에 따라 적응하여 따라야 하며 게으름을 피우지 말고 부지런하여야 한다.
이러한 이치를 모르는 노인은 그 많은 시간을 어떻게 하는지를 몰라 심심하고 무의미하게 산다.

오랫동안 인생 경험을 터득한 사람 중에서도 어리석은 사람은 아무런 깨달음을 얻지 못하여 어린이와 같으나 지혜로운 사람은 세상 이치를 깨닫게 되니 건강하게 장수한다.
예를 들어 화는 인체에 독이 된다는 것을 알고 그에 대한 것을 피해가거나 아니면 정화하려 한다. 그래서 나이가 들면 온순해진다.

화가 나면 호흡이 거칠어지고 얼굴이 시뻘겋게 달아오르고 뒷골이 당기며 분을 못 이겨 온몸이 떨리며 말소리까지 더듬게 된다. 이럴 때는 조용히 앉아서 호흡을 다스리며 천천히 숨을 들이마시며 길게 내쉰다. 그렇게 몇 번 하다 보면 마음이 진정된다.

감정이 거치면 이성으로 돌아온다. 호흡만으로도 정화해 되돌려 놓지만 어리석은 사람은 화를 풀지 못하여 화병이 나거나 밤잠을 이루지 못하며 밥맛도 없어 건강을 해친다. 그래서 나이가 100세가 넘어도 독서를 하여 지혜를 얻어야 한다.

늘 읽고, 쓰고, 생각하는 사람은 자신을 사랑하는 자기애(愛)가 충만한 사람이다.
이런 사람은 정신이 맑고 긍정적이라 장수하여 인생 승리자가 될 가능성이 높다.
인간의 능력은 무한하며 모든 사람에게 공평하게 주어진 소중한 것이므로 잠재능력을 활용할 줄 아는 사람은 인생을 두 배로 행복하게 살고 그렇지 않으면 반대로 초라하게 실게 된다.

## 13. 인생은 생각대로 된다.

 인간은 어떠한 것에 자극을 받게 되면 생각이 바뀌게 되니 새로운 마음을 먹게 된다.
연세대학교 철학과 교수인 석학 김형석(104세)께서는 지금도 강연을 다니시는 모습을 TV에서 보고 많은 사람이 감동한다.

김형석 교수는 1920년생으로 올해 104세이다.
그분을 보면 앞으로도 120세까지는 끄떡없을 것 같다는 생각을 하게 된다. 그분께 지금까지 살아오는 동안에 어느 시절이 제일 좋으셨냐고 하면 서슴없이 70세 때가 가장 행복하셨다고 한다. 정년퇴직하기 전 60대까지는 일에 매달려서 하고 싶은 것도 자유롭지 못하니 자신의 시간을 가질 수 없었다며 70대부터는 자유가 많으니 자기 계발을 하고, 하고 싶은 것을 마음껏 할 수 있어서 제일 좋은 시절이었다고 한다.

장수 비결이 무엇이냐고 여쭈면 항상 미소를 지으시며 침착한 어조로 이렇게 말씀하신다.

①섭생 - 하루 삼시 세끼 골고루 섭취하되 꼭 정해진 시간에 소식한다.
②습관 - 규칙적인 생활습관과 운동을 꾸준히 한다.
③움직임 - 일은 움직이는 것이기 때문에 일을 많이 하는 사람이 건강하다.
④욕심 - 욕심이 없으면 인간관계가 좋고 욕심이 없어야 남을 욕하지 않는다.
⑤행복 - 나를 위한 행복은 한가지씩 세상에 남기는 일을 하는 것이다.

장수는 선천적으로 유전적인 것이 아니고, 일병장수(一病長壽)라 하여 몸이 약히기니 불편힌 사람이 오히러 더 조심하며 좋은 생활습관을 지니려고 노력한다.
감기 한번 앓지 않고 건강하던 사람이 단명한 것은 자신의 건강을 과신하여 섭생과 생활습관에 무관심하고 아무렇게나 살았기 때문이다. 건강도 건강할 때 젊어서부터 지켜야 하는 것은 나이 들어서 아픈 몸을 고치려면 체력이 따라주지 않는다. 건강하게 120살까지 사는 길은 어떤 것이 있을까 하고 궁금하다면 마음을 먹고 생각이 바뀌어야 한다.

우리의 몸은 마음먹은 대로 지배를 받는다.
인간의 육체 성장 기간은 20년이므로 6을 곱하면 120세까지가 사람의 한계수명이다.
누구나 태어나면서부터 120세까지의 삶을 선물 받고 태어나지만, 그 반의반도 못 살고 단명한 것은 질병과 불의에 사고 때문이다.
불의의 사고는 어쩔 수 없다고 치더라도 질병과 병마는 성장 기간의 20년은 유전적이고 그 후에는 자신에게 달려 있다. 그 좋은 예로 암에 걸렸던 사람도 장수하는 것을 보면 알 수 있고, 암에 걸림으로써 술, 담배 등 건강에 나쁘다는 것은 하지 않기 때문이다.
그리고 건강에 좋다는 것은 자신을 위해서 투자하며 어떤 것이든지 암이 재발하지 않기 위하여 노력한 덕분에 건강하게 장수하는 것이다.

수명에 미치는 것은 섭생인 영양과 의료발달 혜택도 있지만, 마음가짐이 중요하다.
성격이 사나운 사자를 보더라도 늘 사냥하기 위하여 무섭게 성질을 부리는 사자의 수명은 겨우 12년밖에 살지 못한다.
우리는 120세 천수를 다하려면 마음을 곱게 쓰되 나도 좋은 생활습관으로 120세까지 살아야겠다는 목표가 있어야 한다.
'오래 살아서 무엇해 늙으면 일찍 죽어야지'하는 사람이 질병에 시달리면 일찍 사망하는 것만 보더라도 인생은 마음먹은 대로 좌우되는 것이다. 이런 것을 보고 '말이 씨'가 된다. 라고 한다.

뇌는 자극에 따라 새로운 충격으로 발달한다.
나는 120세를 살겠다는 자극을 주게 되면 그 방법을 찾아내게 되고 예를 들어 춤이 도움이 된다면 그것에 대한 충격을 받아 발전으로 옮겨간다. 긍정적인 활력을 주는 호르몬은 30

년은 더 젊어지게 하고 마음은 열정적으로 변하게 된다.
백 년 전에는 평균 수명이 50세였다. 지금은 수명이 80세가 넘어섰다. 한 해에 3개월씩 수명이 늘어난 셈이다. 수명뿐만 아니라 과학의 발달로 기술 또한 상상을 초월한다.

어르신들 모임에 보면 똑같은 나이 중에서 가장 늙어 보이는 사람이 있다. 머리는 백발에 얼굴 주름은 깊게 패어 있고 체형은 허리가 굽은 사람이었다.
이렇듯 유독 나이가 들어 보이는 이유는 살아온 인생의 결과라고 보면 된다.
화가 많아 늘 찌푸린 얼굴을 하여 표정이 굳어진 것이다.
별의 별사람이 다 있지만 자기 자신을 모르는 사람, 자기 생각만 옳다고 고집부리는 사람, 자기에게 좋은 점이 무엇인지 모르는 사람, 자신은 벌써 등산 갈 힘도 없으니 콜라텍은 그림의 떡일 뿐이라고 자책하는 사람 등 부정적인 사람들이 많다. 이것은 자신의 처지가 남보다 훨씬 더 늙었다는 것을 스스로 자백하는 것밖에 되지 않는다.
나이가 들어도 마음만은 청춘이다. 라는 생각을 떨쳐버리면 안 된다.

나이가 들수록 한번 뿌리박힌 고정관념은 바꾸기가 힘들다. 고정관념이 틀에 박혀 있는 사람에게는 소귀에 경 읽기로 어떠한 말로 설득을 하여도 들리지 않는 법이다.
만약에 노화가 자연현상이고 죽음의 원인이라면 사람은 나이 순서대로 사망해야 하고 나이만큼 비례해서 노화 현상이 일어나야 할 것이다.
그러나 사람은 누구도 나이 순서로 사망에 이르지도 않고 나이에 비례해서 노화 현상이 발생하지도 않는다.
이런 의미에서 생각해 보면 노화 현상은 우리 몸에서 발생하는 무언가의 생명유지 기능이 저하되고 장애가 발생하고 있다는 증거이며, 이러한 노화 현상의 원인만 처리하면 노화의 질환으로부터 해방된 우리 몸은 불로장생이나 영생도 가능하게 될 것이다.

사업하던 사람들은 자녀에게 사업체를 물려주고 그 이외 사람은 재산을 자녀에게 분배해 주고 나서는 자신은 노후를 편하게 살겠다며 아무것도 하지 않는다. 무위도식하며 죽는 날만 기다리며 인생을 포기한 채 시간만 낭비하며 지낸다.
그런 사람일수록 노화가 촉진되어 하루하루가 빨리 늙어간다. 60~70이면 앞으로 100살 산다고 하여도 30~40년 백수로 지내겠다는 것이고 120세를 산다면 인생에 반을 낭비하며 포기하고 살겠다는 것이다.
이런 사람은 정신이 육체가 지배를 받아 질병이 찾아와 여러 군데가 아프거나 퇴화한다.
장수 노인들은 삶에 대한 애착이 남다르게 강하다. 그러나 생에 애착만 가져서는 안 된다. 정신적 마음가짐이 함께 뒤따라야 한다.

전국에 수천 곳에 요양원이 있다. 수만 명이 요양원에서 죽을 날만 기다리며 오로지 하는 일이라고는 밥때를 기다리는 것뿐이다. 심지어 50대에 요양원에 드러누워 있는 사람도 있다. 60, 70, 80, 90대 수많은 요양원 환자들은 인생을 포기한 사람들이다.
인생은 단 한 번뿐인데 왜 저렇게들 살까? 참으로 안타까운 일이다.
반면 도전하는 노인들은 활기가 넘치고 팔팔하다. 자신에게 좋다는 것은 투자하여 건강식품을 찾아 먹으며 해오던 업종도 빈틈없이 유지하면서 사회생활에 흔들림이 없이 해 나간다. 그리고 취미도 하고 운동도 하며 스트레스를 풀고 나서 퇴근한다. 거의 자세가 꼿꼿하고 늙지 않으려고 노력하면서 120세까지 삶에 목표를 가진 사람들이다.

스마트폰 시대다.
옛날에는 상상도 할 수 없었던 기기들이 넘쳐난다.
이런 기기들로 인해 화상 진료가 가능해져 수명이 연장되고 있는 시대에 꼰대 같은 생각을 하는 사람이 좀처럼 줄지 않아 노후를 불행하게 만들며 살아가고 있다.
스마트폰의 문자나 카톡이나 인터넷 검색을 못 하는 사람은 몸이 불편해진다. 시대가 바뀌었으면 시대의 흐름에 따라가야 소외되지 않는데도 마냥 늙어서 못한다고 치부해 버리면 나만 뒤처지는 것이다.

스마트폰으로 카톡 문자를 주고받을 수 있던 시대는 2012년부터다. 이때부터 카톡을 할 줄 아는 노인이라면 청춘과도 같고 뒤처지지 않으려고 노력하는 사람이다.

카톡이 능수능란해지면 머리가 팽팽 돌아가고 나도 젊다는 생각에 자신감이 생긴다.
그러나 10년이 지난 지금까지도 문자조차도 볼 줄 모르는 노인은 몇 번이나 다녔던 길조차 찾지 못하여 헤매고도 길을 잘못 가르쳐 주었다고 남 탓을 하며 자신을 인정하지 않는다. 그만큼 생각이 몸을 지배하며 마음이 늙을수록 몸도 몰라보게 늙는 것이다.

지금 시대의 50대는 청춘과도 같다. 못할 것이 없는 나이므로 자신이 건강 관리를 잘하면 100세는 문제 될 것이 없고 120세도 가능하다. 그러기 위해서는 머리를 많이 쓰고 독서를 하고 몸을 많이 움직여야 한다.
인생의 승리자는 불편한데 없이 장수하는 사람이다. 한번 태어났으면 건강하게 즐겁고 행복하게 오래 살아야 한다. 그러기 위한 준비는 자기 생각과 마음먹기에 따라서 달려 있다. 노인이라면 당연히 힘들고 외로운 시기라는 생각이 떠오른다. 몸이 아프고 돈 없고, 배우자 없고, 온통 문제투성이라는 생각이 든다. 이래서 노인이 자살을 많이 하는 것이다. 죽으면 그만인데 하며 이 좋은 세상을 포기한 것은 가장 어리석은 짓이며 인생을 잘 사는 사람일수록 자신의 나이에서 0.7을 곱한 나이로 살아간다.

필자가 늘 강조하는 두 가지 중의 하나가 독서라면 또 하나는 좋은 생활습관이다.
좋은 생활습관이란 진인사대천명(盡人事待天命)과 같다.

어떤 일이든 자신의 노력으로 최선을 다한 뒤에 성공의 여부는 하늘의 뜻에 따라 겸허하게 받아드린다는 뜻이다.
바람직한 식습관, 운동, 긍정적 사고, 부지런함 등 건강에 이로움을 선택하고 우리의 심신을 어떻게 관리하느냐에 따라서 기대수명이 연장될 것이다.

인생은 생각대로 살아가고 반드시 결과로 나타난다는 것을 꼭 알아야 한다.
한 살 두 살 나이를 먹고 건강도 젊었을 때와는 확연히 달라지는 것이 조금 서럽겠지만 '그래도 행복하다.'라고 생각해야 한다.
인생이 괴로운 것이라고 살아가는 사람은 괴로운 삶을 살게 되고 인생이 즐겁다고 생각하는 사람은 어떤 경우에 처해도 그 생각대로 살아간다. 우리는 자신이 생각한 것을 말하기 때문에 입버릇에는 그 사람의 생각이 담겨있게 마련이다.
입버릇은 일종의 자기암시이다.
즉, 자신이 하는 말은 뇌를 통해 상상을 일으키고 그 말을 되뇌는 즉시 실현하기 위해 움직인다. 따라서 긍정적인 생각으로 내뱉는 입버릇은 인생을 성공으로 이끌고 장수 할 힘이 생긴다.

## 14. 인생을 포기하지 말라

 인간은 생각하는 동물이다. 자기 자신의 남아 있는 기대수명이 얼마나 남아 있는지를 생각해 봐야 한다.
10년, 20년, 30년 그 이상이 될 것이다.라는 확신을 두고 아까운 시간을 무의미하게 흘려보내서는 안 된다.

자꾸만 주저앉으려고 하고, 움츠러들고 하는 이들은 '희망'과 '긍정'을 통해 용기를 얻어 인생에서 성공을 찾도록 해야 한다.
사입, 직장, 인간관게, 목표 실징, 행복, 자녀교육 등 싦을 구성하는 다양한 부분에서 우리가 쉽게 접할 수 있는 일을 통해 그것을 '긍정'으로 바라보았을 때 어떠한 큰 행복과 기쁨, 만족을 발견할 수 있다.
누구나 언제든 겪을 수 있는 '긍정'의 변화를 통해 삶의 성공은 결국 '긍정'과 '희망'이라는 진실을 생각해 볼 필요가 있다.

그중에 가장 많이 터득한 것이 긍정적인 마음과 부정적인 사람의 인생이 어떻게 달라지고 있느냐는 점이다.

긍정적인 사람은 무엇이든지 배우려고 도전하고 부정적인 사람은 무엇이든지 부정적이기 때문에 배우지 않으려는 사람이다. 그러니 삶의 질도 인생에 질도 달라지는 것이다.

긍정적인 사람은 70~80 대에도 소일거리, 일, 취미 생활, 여행을 계획하고 바쁘게 살지만, 부정적인 사람은 60~70대부터 왜 일해야 하는지 모르고, 취미가 왜 필요한지, 여행은 무슨 여행이냐고 반문을 한다.
60대까지만 일하고 나머지는 아무것도 하지 말고 놀고먹고 편히 쉬면서 시간 가는 대로 흘려보내자는 생각이다. 인생에 낙이 없는 자는 무위도식 하는 것만이 최고로 잘사는 방법인 것으로 착각한다.

세상을 잘 사는 사람은 건강과 행복, 기쁨과 보람이 넘치는 목표를 가진 사람이다.
장수하고 행복하고 즐겁기 위해서 몸과 마음을 훨씬 더 적극적으로 관리하고 유지해야 한다.
2050년이 되면 세계노인 인구는 65세 이상이 20억 명으로 늘어날 것이다.
한국은 열 명 중 네 명이 노인이 되어 초고령화 세상이 온다. 그때에도 부정적인 노인이 그대로 늘어난다면 복지국가인 경제적 부담은 천문학적 숫자가 될 것이다. 이렇게 되면 80~90세에도 황혼이혼이 생겨난다.

세계에서 이혼율 1위, 자살률 1위, 출산저하율 1위, 노인 빈곤율 1위, 불명예스러운 1위가 너무 많다.
그런데 평균 수명 80세 이후 앞으로 어떻게 살 것인가? 목표나 계획을 세운 사람은 거의 없다.
120세대가 된다면 40년간 활동을 전혀 하지 않는 시대가 올 것이다.
무활동으로 무기력해지고 비생산적이며 누구에겐가 늘 기대어 살게 되는 의존적 삶을 살게 된다.
무활동 하는 노인들은 대부분이 하루에 세 번씩 약 먹기에 바쁘다. 달력을 보면 3개월에 한 번 아니면 한 달에 한 번씩 병원 진료나 치료 가는 날을 동그라미로 표시해 놓는다. 그리고는 하루종일 TV 리모콘만 쥐고 지낸다.
그러다가 TV에 볼거리가 없으면 드러누워 낮잠을 실컷 자고 나니 밤에는 잠이 안 와 뒤척이다가 새벽녘에 잠이 들어 아침 늦게 일어나게 된다.

생활습관이 무질서해질수록 성인병은 더욱 악화한다.
긍정적인 경우만이 오만 경험과 넓은 시야를 통해 가치 있는 지혜를 나누는 보람된 삶을 살 수 있다.
사회와 단절되지 않아 경제적인 해결도 스스로 한다.
사람이 나이가 들어 늙으면 성질도 함께 누그러져 노년의 지혜와 너그러움이 함께 어우러지기 마련이다.
성숙하고 지혜로운 것도 생각이 발휘해야 창조된다.
미술가, 음악가, 소설가, 예술가 중에는 80이 넘어서야 빛을 발하여 세계적으로 명성이 알려진 거장이 나왔다.
예술작품은 오랜 실력이 쌓이고 쌓여서 녹아낸 창의적인 작품이어야만 걸작으로 나온다.
그런 거장들을 보면 정신이 수정알처럼 맑다. 머리도 쓰면 쓸수록 발전하기 때문이다.
부정적이고 무활동인 사람일수록 치매 환자나 우울증 환자가 많은 것과는 반대로 긍정적인 사람은 창조적인 삶을 살아간다.

인간의 육체는 초년기, 중년기, 노년기로 나누어지며 정신과 마음도 성장하면서 성숙해진다. 그래서 어린이 하나를 키우려면 온 동네 사람이 필요하고 노인이 죽으면 도서관 하나가 불타는 것과도 같다고 하였다. 그만큼 노인에게는 젊은 사람이 생각하지노 못할 만큼 매우 많은 지혜와 경험이 무궁무진하게 쌓여 있다.
사람을 보면 그 사람의 마음을 읽을 수 있는 지혜가 있어 '지는 것이 곧 이기는 것'이라는 것을 터득하여 다투지 않으려 하고, '아 하면 어' 하는 넓은 시야를 가져 장군 같은 계급장이나 마찬가지다.

70대 초인 김 장로님이라는 분이 계셨다.
장로님이 동백 요양 병원에 입원하셨다고 해서 불편한 데가 어디신데 요양 병원에 계신가 하니, 당뇨가 심해서 요양 병원에 들어왔다는 것이다.
그동안 식사할 때에 맵고 짠 매운탕을 좋아하고 믹스커피에 반주로 소주까지 했어도 건강한 줄로만 알았다고 하셨다.
당뇨로 요양원에 입원하셨으니 음식 관리를 잘하셔서 당 수치가 올라가지 않도록 주의하시라고 인사를 드렸다.
장애 등급 판정받느라 시간이 걸린다고 하면서 나라에서 장애인 혜택을 받는 등급을 받아 퇴원하겠다고 말하니 옆에 있던 요양보호사가 "당뇨와 치매가 심하세요. 그래서 요양원에 입원하신 거예요." 하고 말해주었다.
그제야 그분이 치매가 있다는 것을 처음 알았다.
치매 환자들은 자신이 치매라고 인정하는 사람은 한 사람도 없다.
김 장로님은 아내분도 없고 딸은 40대 노처녀인데 뇌혈관 질환으로 아버지보다 먼저 요양원에 입원하였다니 부전자전으로 불행한 노후생활을 하는 중이다.
이런 사람들은 자신의 건강문제가 잘못된 습관으로부터 생겼다고 생각지 않고 재수가 없어 성인병에 걸렸다고만 생각한다. 이쯤 되면 인생의 완숙기가 아닌 인생의 퇴화기가 아닐까 싶다.
김 장로와 같이 노년에 인생을 흐지부지 보내고 있지는 않은지! 자신도 모르게 죽음에 이르게 되는 것은 아닌지! 인생을 올바르게 살다 한세상 깨끗하게 떠나는 길이 무엇인지를 성찰해 보아야 한다.

인생을 축구에 비교해 보자면 60까지가 전반전이고 120세까지가 후반전인 셈이다. 전반전에 승리하였어도 후반전에 실패하고 전반전에 패배하였어도 후반전에 승리할 수 있다.
우린 인생을 전반전이나 후반전이나 잘 먹고, 잘 살아가기 위하여 열심히 뛰고 있다. 그러나 운명이라는 적은 항상 위협해오며 공격해 오고 있다. 그 운명의 적은 불의의 사고, 질병과 병마, 인생 실패, 경제적인 곤경, 복잡한 사회생활에서의 법정 싸움 등 이모저모 수도 없이 많다.
이 모든 것을 슬기롭게 넘길 수 있는 길은 오로지 지혜뿐이다.
지혜란? 사물의 이치를 빨리 깨닫고 사물을 정확하게 처리하는 정신적 능력이다. 지식과 지혜는 무관한 것이 아니라 인간적 사상에 대하여 정확한 지식이 없이는 참다운 지혜가 있을 수 없다. 지혜란 사람, 사물, 사건이나 상황을 깊게 이해하고 깨달아서 자신의 행동과 인식 판단을 이에 맞출 수 있다는 것을 뜻한다. 때로는 자신의 감정적인 반응을 통제하여 이성과 지식이 행동을 결정할 수 있게 하는 것이기도 하다. 그러므로 여자의 이름도 1988년에는 "지혜"라는 이름이 가장 많아 순위가 1위였다.
서양권에서는 "소피아"로 통하며 기독교 집안에서는 "지혜" 대신 "은혜"로 딸의 이름을 작명한다.
한국 댄서로 "노지혜"가 있으며 배우로는 "서지혜","윤지혜"가 있다. 가수로는 "오지혜"가 있고 강원도에는 양구군 손질면 지혜리도 있다. 이름이 좋으면 운명도 좋아진다.

인생도 전쟁터와 같다. 이기면 나의 존재 가치가 크게 느껴지고 지면 나의 존재는 순식간에 초라해진다.
이기기 위해서는 첫째가 건강이다.
건강이 토대가 되어 전문 분야를 공부하면 그 분야의 최고 인재가 되는 것이다. 자신을 디자인하듯이 체계를 세워 한

발짝 한 발짝씩 전진해 나가는 사람에게는 반드시 목표에 도달하며 꿈을 이루게 된다.
옛말에 초년고생은 사서도 하고 인생은 초년보다 말년에 잘 사는 자가 인생을 잘 산 사람이라고 하였다.
인생의 말년은 65세 이후였지만 지금은 80세 이후가 된다. 80대에서 가장 많이 사망하기 때문이다.
말년을 잘 사는 사람은 불편한 데가 없어 병원에도 안 가고 약도 안 먹으며 육체와 정신이 맑은 사람들이다.
60대부터는 성인병이 오기 시작한 사람들은 20~30년을 병원을 찾아다니며 허송세월하는 것이다. 개인 자신이나 국가에 큰 문제이며 경제적 낭비가 아닐 수 없다.

인생 전반전에는 성공하려고 목표를 세웠지만, 인생 후반전에는 노년을 어떻게 살 것인지 명확하게 목표를 세우지 않는다. 인생의 길을 진빈진까지만 알았고 나머시 후반선에는 길이 없는 허허벌판이기 때문에 사람들이 몰라서 목표를 정하지 못한다. 그중에서도 긍정적인 몇 사람만이 후반전 인생의 목표를 만들어 가고 있다.
인생의 후반전은 자기 자신을 완성하는 시기가 되어야 한다. 인생의 완성은 이 세상 끝에서 있을 때 자신의 지나온 삶을 되돌아보며 삶에 더이상 후회가 없어야 한다. 나는 충분히 뜻있는 삶을 살았고 나 자신이 당당하고 만족하다고 느껴져야 한다.

지인이나 주변 사람들로부터 이 세상 안 해본 게 없이 다 해

봤으니 이제 죽어도 여한이 없겠다는 소리를 들은 적이 간혹 있다면 행복한 사람일 것이다. 평화롭게 눈을 감을 때도 자신의 살아온 길이 완전하였는지 아닌지는 그 자신만이 알 수 있다.
오직 자신의 가슴속에서 느껴지는 만족감과 충만감은 인생의 성숙기에서 결정된다.
내 아버지 친구분은 아들을 보려고 다섯 아내를 얻었었다. 그 결과 아내 다섯 중에서 다섯 번째 아내에게서 외아들을 보았다. 그렇게도 간절히 기대하였던 3대 독자를 보고는 얼마 안 돼서 운수사업이 부도가 나 일순간에 무너졌다.
재기하려고 몸부림쳤으나 뜻을 이루지 못하였고, 다섯 아내를 거느리기에 경제적 어려움이 날로 심해지자 성인병까지 찾아왔다.

인생은 새옹지마라 하였던가. 아들을 얻어 좋아했는데 사업체는 망하고 당뇨병까지 생기면서 앞까지 안 보여 실명까지 하였다. 급기야 세상의 마지막 순간까지 왔는데도 헛소리로 돈, 돈, 돈 하며 허공에 손을 내저으며 소리쳤다.
끝까지 돈 욕심을 내려놓지 못하고 돈이 하늘에서 떨어지는 환상에 돈을 잡으려는 몸부림은 전반전과 후반전 인생이 완연히 다른 세상이었다.

귀한 아들은 이름을 천하게 지어야 명이 길다 해서 춘삼이라 지었다.
그분은 큰어머니까지 다섯 어머니 손에 금이야 옥이야 하며 커서 마마보이로 세상 물정에 어두웠다.
나이가 많아 다섯 어머니는 모두 돌아가셨고, 배다른 여동생 하나만이 있었다. 춘삼의 여동생은 영숙이었고, 영숙이가 오빠의 생계를 책임져 주고 있어 근근이 살아가는 형편이다.
지금 세상은 아닐지 몰라도 예전에는 어린 시절 잘살아온 집에서 성장하면 무능하고 가난한 집에서 성장한 자식은 성공한다는 말이 있었다.
그래서 개성상인들은 자식이 크면 반드시 남의 집에 가서 고용살이 3년을 시켰다. 사람은 시련과 아픔을 겪은 만큼 성숙해지는 것이 이치이기 때문이다.

죽음을 앞둔 사람들이 마지막으로 후회하는 공통점은 다음과 같다.
①남의 눈치 때문에 하고 싶은 것을 못 하고 산 것
②일만 히느리 지신에게 투자 한 번 못하고 돈만 모은 것
③사랑한다는 말 한 번 못하며 감정을 표현하지 못한 것
④친구의 소중함을 깨닫지 못하고 소홀히 여긴 것
⑤행복해지는 게 무엇인지 모르고 앞만 보고 살아온 것

인간이라면 어느 누구나 마찬가지 생각일 것이다.
인생은 한 번뿐이고 연습도 없고 되돌릴 수도 없다. 마지막 운명에서 하소연한들 무엇 하며 한탄한들 무슨 소용이겠는가. 이러기 전에 이 책을 보고 계신 독자분들께서는 하고 싶은 것을 하고, 먹고 싶은 것은 먹고, 입고 싶은 옷은 사 입는 것이 완성하는 인생이 되는 것이다.

자신의 몸을 위해 투자할 줄 알아야 가장 똑똑한 사람이다.

도저히 상상도 할 수 없는 꿈 앞에서는 상상 그 이상의 각오를 하면 된다.
흔들리고 부서질 것 같을 때 오히려 더 단단히 버티고 서면 된다. 자신이 한계에 부딪혀 도저히 못 하겠다고 하면 어떻게서든 끌고 나가야 한다.
이 모든 과정이 고통스럽고 포기하고 싶다가도 한 번 경험하면 단련이 되어 다음은 저절로 쉬워진다.
인생을 사는데 쉽게 포기하면 잘 산 삶이라 할 수 없다.
하루하루 시간이 아까운데 어떻게 포기하려고 하는가. 인생은 실패할 때 끝나는 것이 아니라 포기할 때 끝나는 깃이다.

## 15. 다리가 바빠야 건강하다.

 나이가 들어 늙은 사람을 보고 부르는 애칭도 여러 가지다. 늙은이, 고령자, 시니어, 실버, 어르신, 꼰대 등이 있다.
 그중에서 어르신은 얼이 들어가는 표현으로 얼쑤, 얼씨구는 정신이 깨어나서 신이 난다는 것이다. 반대로 정신이 똑바로 박혀 있지 않으면 얼간이라 하는데 얼이 나가 얼이 빠진 사람이다.
 얼굴이라는 말도 '굴'은 구멍으로, 얼굴은 얼이 드나드는 구멍이다. 얼굴에는 눈, 코, 입, 귀 일곱 개의 구멍이 있다. 이 구멍을 통해서 정신이 들어오고 나간다고 해서 얼굴이다.

 정신은 정보의 집합체다. 눈으로 보고, 귀로 듣고, 코로 맡고, 입으로 맛보아 여러 기관을 통하여 인지되는 정보가 우리의 정신에 영향을 준다. 눈으로 보고, 입으로 말을 하고 하며 정신이 드나든다. 그러니 얼굴이 정신이 들어오고 나가는 구멍이다.
 정신이 성숙하지 못한 사람은 자기 생각만 우선시하여 아직 철이 없는 어린 사람들이다. 철이 안 들면 뭐든지 자기 위주로 한다. 정신이 성숙한 사람일수록 성공할 수가 있으며 정신이 온전치 못해 철이 없는 사람은 자기 생각만이 만능으로 알고 고집스럽게 굴다가 성공의 기회를 다 놓쳐 60이 될 때까지도 어렵게 살아가고 있다.
내일모레면 환갑인데 자신의 잘못이나 허물을 전혀 자책하지 않고, 남의 탓만으로 옹졸한 생각에 잠겨있다.
이런 사람은 60이 넘으면 늙은이 소리를 듣는다.
늙은이라는 표현은 외형적으로 나이가 들어 쭈글쭈글한 사람을 뜻하거나 옹졸한 사람을 비하할 때 쓴다. 그러나 어르신 소리를 듣는 사람은 정신이 밝고 지혜가 있는 모습을 가지고 있는 노인을 칭할 때 사용한다.

경우가 없는 무식한 늙은이는 무시를 당하시만, 유식한 어르신은 존경을 받는다.
늙은이는 다 자신이 잘했다며 자신의 허물을 끝까지 인정하지 않지만, 어르신은 조그마한 흠도 자신의 허물로 인정하며 즉시 시정 하거나 사과를 한다.
어르신은 나이만 먹는다고 저절로 되는 것이 아니라 성품부터가 다르다. 학식이 많거나 돈이 많다고 어르신이 아니라 이치에 타당한 말을 하거나 밑에 사람에게 본보기가 될만한 덕목을 갖춘 사람이다.

사람의 그릇이 크고, 내면이 성숙하고 도량이 넓은 어르신은 지혜가 밝아 신령스럽다. 그러나 머리에 들은 게 없어 철이 안 든 늙은이는 성질부터가 더러워 자신에게 조그만 허물만 건드려도 죽기 살기로 대들며 정신까지 돌아버리는 행동을 한다.
사람은 위기에 처해 있을 때 인물의 크기가 측정되는 법이다.

내 주변에는 여러 명의 김씨가 있는데 희한하게도 공통점이 있다. 술, 담배가 지나치게 심하여 술을 입에 대었다 하면 두세 병을 마셔야 일어나며, 불필요한 이야기 지나치다. 신문이나 책 읽는 것을 싫어하고 약속을 지키지 못한다. 자존심이 강해서 그런지 자신의 흠을 절대로 인정하지 않는다.
분석해보면, 선천적으로 유전적 요인이 제일 큰 것 같고 자라온 환경이 비슷했다.
인성에 관한 공부를 해본 적이 없고 자신을 방어할 생각으로 고집으로 일관하며 미안하다고 사과할 줄 모른다.
그러므로 10년 전이나 20년 전이나 늘 제자리걸음으로 언제 보아도 발전이 없이 주름살만 늘어간다.
그래서 사람은 배워야 하고, 책을 통해서라도 깨우쳐야 한다.

인간은 모든 순간이 쌓여서 지금의 자신을 만든 것이다. 자기 계발을 꾸준히 하는 사람은 몸이 부지런해지고. 정신도 합리적이며 진취적이다.
그런 사람은 후세에 무엇이라도 남기게 되고 무덤 앞에서 슬퍼하고 울어줄 사람이라도 있다.
인간은 자신이 좋아하는 것을 계속하면 습관이 되어 하루하루 발전해 나간다. 마음과 생각으로만 끝나서는 안 된다. 즉시 행동으로 옮겨야 시작이 반이라고 결과를 이루게 된다. 이때 어떤 경우라도 좌절하거나 자책해서는 안 된다.
나는 안돼. 무엇을 해도 그래, 부정적인 생각을 하면 능력이 오르지 않는다.

나이가 80~90이 되었다고 배움의 도전을 포기하면 안 된다. 105세에 돌아가신 한 노인이 있었다. 30년을 일하던 그는 60세에 정년퇴직하고 무위도식하며 지냈다. 퇴직 후 30년을 놀기만 하고 지낸 것을 90세 나이에 후회하였다. 이렇게 오래 살 줄 알았더라면 정년퇴직 후 무엇이라도 하면서 30년을 지내 올 것을 그제야 정신이 바짝 들어 컴퓨터라도 배워 보자며 도전하여 6개월 만에 실버 대학에서 최고령자로 인정을 받았다. 정말 멋진 분이셨다.
15년 동안 실버 대학에서 말년을 즐겁게 보내시다가 돌아가셨는데 90세 때라도 시작하지 않았더라면 15년 역시 허송세월로 인생을 낭비하셨을 것이다.

우리에게는 영원한 것이란 아무것도 없다. 나이가 들면 모든 것이 다 변하듯이 사람도 근육이 빠지니 힘이 빠지고 피부에 탄력이 없어지면서 주름이 생긴다. 시력과 청력도 떨어지지만, 보이지 않는 내면에 있는 정신만큼은 영원히 늙지 않는다. 정신은 마지막 순간까지도 쓸 수 있다.
그 정신이 낡으면 게을러지고 두려워지는 습관이 되어 인생이 실패하게 된다. 아무것도 하지 않고 사는 사람은 게으름이 습관화되어 있어서 매사 모든 것을 내일로 다음으로 미룬다. 미룬다는 자체가 게으르고 게으른 게 실패다.
인생은 거친 폭풍우와 파도를 헤쳐가면서 자기 자신의 인생을 개척하고 책임지는 것이다. 그러기 위해서는 마지막 순간까지 아낌없이 쓰다가 가야 한다. 죽으면 썩을 몸 게으름으로 아껴서야 돌아온 건 불이익한 빈곤과 불행뿐이다.

인간은 후반기에 자신의 건강과 행복을 자급자족할 수 있어야 한다.
자식에게 의지하는 것이 아니라 스스로 건강과 행복을 창조하여야 제대로 된 사람이다. 제대로 된 사람은 수명도 자연스럽게 연장되어 인생 승리자가 된다.
자기 분야에 최상의 일인자가 되려면, 자기 분야뿐만 아니라 다양한 지식을 책을 통해서 익혀야 한다. 육체적으로 하는 자기 분야만 할 때는 정신적인 생각이 뒤떨어지므로 절름발이처럼 균형이 맞지 않아 최고가 될 수 없다.

늘 강조해 왔듯이 정신과 육체는 하나로 연결되어 있어서 운동선수라 해서 몸으로만 하고 머리를 쓰지 않으면 금메달을 딸 수 없다.
몸과 머리는 쓰면 쓸수록 발달하고 쓰지 않으면 퇴화한다. 노인이 힘이 없다는 것은 통념상에 말이다. 힘을 기르지 않고 쓰지 않으면 누구나 약해진다.
노년에 많은 사람이 균형감각으로 고통을 겪는 것은 관절이다. 나이가 들수록 근육이 퇴화할 수밖에 없는데 이런 증상을 호전시킬 수 있는 최고의 보약은 몸을 움직이는 것뿐이다.
몸이 쇠퇴해져 가는 것을 그냥 보고만 있지 말고 힘을 기르고 쓰다 보면 힘이 생기는 법이다.

미국에 101세 되신 분은 시니어 댄스대회에 나가서 최우수상을 받았다. 그의 산소량 심박수, 심장과 폐의 건강을 측정한 결과 나이보다 50년이 젊은 50세의 유산소 능력을 갖추고 있었다. 사람들에게 나이 들면 몸이 약해진다는 고정관념을 깨고 체력을 키워야겠다는 자극을 주었다.
늦은 나이에도 춤을 시작하니 체력이 생긴 것이다. 건강을 잃어버렸던 경험이 있는 사람일수록 모든 운동에 적극적이다. 처음에는 무리가 되어도 나가면서 강도를 조절하면 자신의 운동량에 맞출 수 있다. 자기 몸을 쓴 것만큼 체력이 되는 것이다.

사람에게는 중요한 혈이 흐르는 부위가 세 곳이 있다.
머리 정수리, 단전(배꼽 아래) 그리고 발바닥에 움푹 들어간 부분인 용천혈이다.
발은 제2의 심장이라고 불려 발 혈 자리를 마사지만 잘해줘도 몸의 피로가 풀린다. 용천혈은 생명의 샘이 솟아나는 혈자리라고 불릴 만큼 중요한 혈 자리로 용천혈에 자극을 주면 피로 해소, 심장 기능 강화, 신장(콩팥) 기능이 좋아진다.

60이 넘으면 자세가 구부정하고 무릎은 쫙 펴지지 않아 어정쩡하여 팔자걸음을 걷게 된다. 무릎이 약해지면 걸을 때

중심이 발바닥에서 허리로 올라온다. 또 허리가 약해지면 어깨에 힘이 들어간다.
호흡도 아기 때는 아랫배로 하다가 어른이 되면 가슴으로 하고, 죽을 때는 목까지 숨이 차 걸음걸이와 호흡은 닮은 점이 많다. 원기 왕성한 아이들은 걷는 법이 없고 늘 넘어질 듯이 뛰어다닌다. 젊은 사람들은 일을 향해 진취적으로 나가며 활기차고, 늙은이의 걸음걸이는 뒷짐을 지고 느릿느릿 걷는다. 걸을 때 발바닥에 힘이 들어가듯 스텝을 밟으며 걸으면 뇌를 자극한다. 발바닥 가운데 용천혈에 자극을 받으면 샘물이 땅속에서 분출하듯이 인체에 있는 생명의 기가 샘처럼 솟아오른다.
세계장수촌에서는 그래서 산이나 언덕이 있는 곳이 많다. 아침저녁 오르내리는 것으로 발 앞쪽에 체중이 실리니 용천혈을 자극하여 장수에 큰 도움이 되는 것이다.

무병장수의 비결은 머리는 시원하게 발은 따뜻하게 하라는 한의학 박사들의 조언이 있다. 20~30대 젊은 여성들이 멋을 내느라 거울에도 맨살에 미니스커트에 양말도 없이 운동화만 신는 것은 크게 후회할 일이다.
몸이 차고 냉해지면 만병의 근원이 된다. 질병, 부인병, 암, 생리불순, 불임증, 손발 냉증이 찾아온다. 건강에 해로운 것은 그 어떤 것도 해서는 안 된다.

동물 중에 두 발로 걷는 것은 사람뿐이다. 직립보행으로 인해 인간의 두뇌가 발달 되는 것이라서 네발로 걷는 동물은 아무리 세월이 흘러도 발전할 수 없다.
인간은 4백만 년 전부터 두 발로 걷기 시작하였기 때문에 진화하여 지금의 수많은 발명품이 나온 것이다.
두 발로 걷는 것과 두 팔까지 사용하니 더욱 효과적이다.
예를 들어 춤은 우리 몸의 600개 이상의 근육과 200개 이상의 뼈를 모두 움직이게 하는 온몸 운동이다. 특히 발바닥을 통해 몸 전체에 수없이 뻗은 신경을 자극하고, 다리에 혈액순환과 물질대사를 활발하게 일으켜 하체를 단련하는 데 중요한 역할을 하여 노화가 늦춰진다.
의학계에서는 60대 이후 일주일에 3번 1시간씩 1년을 스텝이나 걷기를 하였을 때 뇌의 핵심 조직이 2% 증가했다고 하였다.

우리의 몸은 사용하지 않으면 기능이 퇴화한다는 것을 여러 번 언급하였다. 움직이지 않는 사람은 물만 먹어도 살이 찌고 자주 움직이는 사람은 맛있게 음식을 즐겨도 체중은 늘지 않는다.
건강한 청년이 3주간 꼼짝하지 않고 누워 있기만 하면 다리 근육이 15% 가늘어졌다가 다시 원상태가 되는 데는 9주가 되어서야 돌아온다. 팔이 골절되어 깁스하면 깁스를 풀어줄 때, 반쪽이 되는 것이나 같은 이치므로 다리가 바빠야 오래 산다는 말이다.
다리는 활력의 원천이다.
다리에는 우리 몸 전체 30%의 근육이 몰려 있어 다리에 근육이 많을수록 원기는 왕성해진다.

계단만 올라가도 다리가 후들거리고 숨이 차서 헉헉한다면, 지금부터라도 다리 운동을 해야 한다.

뇌는 체중의 2%밖에 안 되지만, 인체에서 가장 많은 에너지를 사용하는 장기다. 심장에서 나가는 혈액의 15%를 소비하고 활동하지 않고 쉬기만 해도 호흡을 통하여 산소의 25%가량을 소비한다.
만약 뇌에 혈액이 15초 정도만 공급되지 않아도 사람은 의식불명 상태에 빠지고 4분간 중단되면 뇌세포를 되돌릴 수 없다. 그래서 사람이 죽음을 직감할 무렵에는 걷는 것부터 하지 못한다. 제2의 심장이라고 하는 발이 움직임으로써 심장의 움직임을 도와줄 수 있다.
이로 인해 전신의 혈액순환이 원활해지고, 산소공급이 잘 되어 머리부터 발끝까지 건강을 유지할 수 있다.

발 운동을 하면 뇌 기능 저하되는 것을 막고, 뇌의 크기도 증가시킬 수도 있다. 머리통이 크거나 장구머리가 뇌가 좋다고 하는 것도 이런 이유에서다.
뇌와 장 건강을 위해서는 발 운동뿐만 아니라 건강한 식습관이 중요하다. 뇌는 위, 간, 신장, 폐, 심장은 오장의 장기 전부에 뻗어 있으며 장기는 뇌와 직접 연결되어 있다. 식사할 때 기분 나쁜 소리를 들으면 금세 밥맛이 없거나 먹었던 식사가 체하여 배탈이 나기도 하는 것도 직접 연결되어 있기 때문이다.
장 건강은 우리의 감정뿐만 아니라 뇌에도 영향을 준다. 장 건강이 나쁘면 면역력도 떨어지고 우울증 알츠하이머병에 걸릴 확률이 아주 높아진다. 식도에서 항문까지 소화를 관리하는 장신경계는 마치 뇌와 같이 정보를 받아들여서 처리하고 소화기관에 명령을 내려 세포들이 있다.

장 신경계와 뇌와 연결이 끊어졌거나 뇌가 활동을 멈추어도 장신경계는 계속 활동한다. 그래서 장신경계를 제2의 뇌라 한다. 뇌에는 1천억 개의 세포가 있고, 장신경계에는 3~5억 개의 세포가 있다. 장에 문제가 생기면 뇌에 영양을 주고 뇌에 문제가 생기면 장에 문제가 생긴다.
안 좋은 말을 들으면 배가 아프고 소화가 안 되고 변비가 있을 때 미리가 아픈 것도 일치하기 때문이다.
장에서 생성되고 뇌에서 만들어지는 세로토닌은 기분, 의욕, 수면, 성욕, 성 기능, 기억력 학습에 영향을 미친다. 그러므로 장 건강을 향상하려면 세로토닌 분비가 증가한다.
걷는 운동을 많이 한 여성은 변비가 적고, 앉아만 있는 여성은 변비에 시달리고 머리에 두통이 생긴다. 많이 걷는 것이 보약이다.

갑작스럽게 걷지 못하는 상황에서는 우리의 몸과 마음은 급격하게 무너진다. 교통사고를 당하거나, 척추 수술을 받아 걷지 못하는 상황에 잠시라도 놓이면 많은 환자는 우울증을 겪을 수 있고 자신이 원하는 것을 하지 못한다는 경험을 할 것이다. 단지 걷지 못한다는 한 가지 이유만으로도 우울증에 빠져드는데 이를 극복하기 위한 첫 시도가 바로 걷기이다.

걷기는 비단 우울증의 문제만은 아니라 걷기가 당뇨병, 고혈압 같은 생활습관병, 불면증, 우울증 같은 정신질환, 천식, 류머티즘, 감기, 위장 질환의 치유를 돕는다. 심지어는 암 환자의 기대수명을 늘리는데 기여한다.

그러나 어떤 사람들은 '하루 만 보, 2시간 걸어 봐야 운동 효과는 제로'라는 신문 기사를 언급하며, 걷는 행위는 그저 칼로리만 소모할 뿐 운동 효과는 없다고 주장하며 자기합리화를 한다.
하지만 걷기는 단지 운동 효과만을 위한 행위가 아니라 더 많은 목적이 있다.
걷기는 호흡처럼 일상적인 행동이기 때문에 어떤 자세가 좋은지 따지기 전에 이미 자신의 걷기 습관이 어떤지 점검할 필요도 있다. 처음에는 약간 불편할 수도 있지만 가장 이상적이고 안정된 자세를 만들어 가는 것이 중요하다.

똑바른 걷기 자세는 척추가 바로 서고, 좌우 균형이 맞춰진 자세이며 그래서 양손이 자유스러워야 한다.
처음에는 천천히 발뒤꿈치부터 시작해 발바닥, 발가락의 3단계로 나눠진 보행을 하고 익숙해지면 점차 속도를 내고, 자신의 보행 리듬을 찾아야 한다.
걷기는 걷는 행위에만 국한된 것이 아니라 외부 자극을 받아들일 수 있도록, 오감을 열어 두어야 한다.
눈, 코, 귀를 열어 놓아 자연의 변화를 충분히 느끼고 자신의 몸과 마음의 변화에 주의를 두는 것이다.

그래서 여행은 걷기의 백미라고 말할 수 있다.
걷기를 통해 어디든 갈 수 있고, 무엇이든 느낄 수 있어 걷기에 의미와 재미가 더해지는 것이다.

화병클리닉에서도 화병 환자에게 마음속의 응어리를 풀어가는 방법으로 걷기를 추천한다. 걷기는 억울함이 쌓여 있는 두 사람의 화해 방법에 적용하여 걷다 보면 서로의 속마음을 터놓게 되고 이해를 하고, 용서에 이르기도 한다.
몸이 건강하면 절로 행복해지고 몸이 아프면 주변 사람들에게 피해가 간다.

걷기는 인간의 본성이고, 인간만이 가지고 있는 창조적 행위이다. 걷기를 통해 질병을 극복하고, 건강을 회복하고, 자신의 가치와 행복을 추구하여 장수할 수 있다.

## 16. 나를 향상시켜라.

 언제나 무엇인가 유용한 일을 하는 습관은 남자나 여자에게 있어도 행복의 기본 조건이다.
일하지 않는 사람은 건강을 잃고 허탈감에 빠져 있기가 쉽다.

오랜 세월 살아온 어머니는 결혼을 앞둔 딸에게 가르친다.
자신이 살아온 경험에서 나오는 간절한 당부이다.
일하지 않으면 굶주림과 가난으로 괴로워 형제나 자녀에게 의지하게 되니 무엇이든지 쉼 없이 일을 해야 한다.
게으름은 악마가 쳐놓은 올가미며 쉬지 않고 유용한 일을 하는 것은 육체뿐 아니라 정신까지도 건강해진다.
게으른 자는 자신을 질질 끌고 가듯 깊은 잠에 빠져 움직이지 않게 된다.
일찍 일어나는 새가 벌레를 잡는다.
작은 성취가 쌓이면 큰 도전이 쉬워진다.

농부가 땀을 흘려 얻은 곡식과 빵을 몸을 움직이지 않고 얻는 것은 무엇이든 아무런 가치가 없다.

봄에 씨앗을 뿌리지 않으면 가을에 수확하지 못하듯이 열심히 책을 읽지 않는다면 지식은 마음속에 뿌리를 내리지 않는다.
인간은 자신이 습득한 지식은 사고를 당하든 불행을 만나든, 남에게 빼앗기지 않는다.
젊을 때는 무엇이고 배우기 쉽고, 지식을 흡수하기도 그만큼 쉽다. 하지만 게으르면 봄과 여름이 의미 없이 지나가 버리고, 가을의 수확도 기대할 수가 없다.
또한 나이를 먹고 나서 맞이하게 될 겨울은 누구에게도 존경받지 못하는 서글픈 노인이 된다.

일하는 것이 습관이 된 사람은 아무것도 하지 않고 지내는 것을 견디지 못한다.
게으른 자에게는 일도 여가도 존재하지 않는다.
일을 재빨리 처리하지 않고 지루하게 하는 사람을 보면 속이 터진다.
게으른 사람은 자신마저도 가꾸지 못하여 늘 꾀죄죄하고 초라하지만 하루 일을 마친 활동적인 사람은 또다시 다른 일에서 즐거움을 얻는다.

대다수 사람은 예술 문학에 여가를 즐긴다.
본연에 일을 끝난 뒤에는 글을 쓰면서 여가를 즐기는 사업가나 정치가들이 있다.
인간은 육체에 의해 유지되고 있는 지성적 존재이므로 육체를 움직여야 건강하게 살아간다.

장래가 기대되는 일, 사회에 기여하는 일은 행복의 열쇠를 쥐는 비결이다.
적당한 두뇌 활동은 결코 고되다고 할 수 없고 일하는 자에게는 힘이 주어진다.
비록 고귀한 신분일지라도 몸을 아껴 일하지 않고는 아무것도 될 수 없다.
어느 시대나 많은 일을 경험한 사람이 활력 넘치는 생명력에 열매를 맺는 것이다.

글을 쓰는 사람은 종일 일을 하고도 자기의 문장을 쓸 수 있게 된 한 시간은 하루분의 노동을 능가하는 가치가 있다.
이 한 시간은 마치 사슴이 냇물을 마시고 갈증을 달래듯이 환희에 차다. 무엇이든 시간을 흘려보내지 않고 소중하게 여겨 꽉 찬 하루를 보낸다면 맛볼 수 있는 기쁨이다.

뛰어난 인물, 근면, 청렴, 결백, 고결한 자는 자신도 모르는 사이에 사람들로부터 존경을 받게 된다.
훌륭한 인격은 존경을 모으게 되기 때문이다.
인격은 재산이며 그것도 가장 고상한 재산이다.
자신의 의무를 다하는 것이야말로 인격을 가장 높은 차원에서 구체적으로 표현하는 길이다.
특정한 사람이 영웅적인 화려함이 보일지라도 대다수 사람은 평범한 하루를 살아가고 있다.
오히려 진정으로 인격이 뛰어난 인물이 그 누구보다 우위에 서는 것은 당연하다. 그들은 재산, 권력도 갖고 있지 않으나,

성실하고 정직하게 의무에 충실하는 넉넉한 마음을 갖고 있다. 자신의 의무를 충실히 완수하려는 사람은 모두 주어진 인생의 목적을 달성할 수 있다.

뛰어난 인격을 가진 사람은 아무것도 있지 않아도 머리에 관을 쓴 왕에 뒤지지 않을 만큼 강인하다.
지적인 교양은 인격의 수수함이나 훌륭함과는 전혀 관계가 없어 미술, 문학, 과학, 예술인, 정치인 등이 성공을 거두었더라도 인격이 없으면 못 배운 농부에게도 미치지 못한 사람들이다.
부는 인격을 높이는 것과는 무관하다. 오히려 인격을 삐뚤어지게 하고 타락을 불러오는 요인이 되는 경우가 더 많다.
부와 타락, 사치와 악덕, 목적의식이 희박해지고 자제심을 갖지 못하여 감정대로 하는 사람은 부를 손에 넣지 못한다.

가난과 최고의 인격은 서로 양립할 수 있다.
정직성, 근면성, 겸손함을 갖고 인간다운 점에서 누구에게 지지 않는 사람들도 있다.
독일에 루터는 언제나 가난했다.
정원사, 시계수리공으로 땀을 흘리며 일하면서도 독일에 진수라고 할 만한 것들을 만들어 내는데 심혈을 쏟아부어 국민은 그를 왕족보다 더욱 존경했다.
종교 개혁자인 루터는 광부인 아버지로부터 인간은 두 가지를 잊지 말고 하여야 한다고 어려서부터 가정교육을 받았다.

첫째는 일을 하고 둘째는 신앙을 믿으라고 강조하셨다.
루터는 14살에 학교에 구걸하며 다니게 되었고, 가난 속에서도 21살에 대학에 다니며 성경을 접하게 되었다. 성경을 읽기 시작하자, 거기에 매료되어 빠져들기 시작하여 신앙을 믿기로 결심하였다.
그 후로 그는 독일만이 아닌 전 세계에 울림을 주는 거인이 되었다.

성경은 전 세계에서 베스트셀러로 1위다.
인간은 말을 할 수 있고 생각할 수 있어서 책을 읽으면 감동한다. 어린 시절 동화책을 읽으면 마음이 아늑해지고, 중학 시절 위인전을 읽으면 나도 저런 훌륭한 사람이 되어야지 하고, 고등학교 시절 문학이나 역사책을 읽으면 야망에 불타오른다.
대학 시절 독일의 루터처럼 성시를 읽으면 자신도 좋은 글귀에 빠져 인생을 좋은 일에 바치고자 결심하게 된다. 그러나 아무것도 읽지 않은 사람은 아는 것이 없어서 배움이 무엇인지조차도 모른다. 배우지 않으면 짐승이나 다를바가 없으며 사람 중에 가장 무식한 사람이 제일 무섭고 더는 잃을 것이 없는 사람들이다.

누구나 인생의 목적을 갖고 있다.
인생의 목적을 누구나 가짐으로써 우리는 힘을 얻고 왕성한 행동력을 구사하는 것이다. 목적대로 했으나 부자나 훌륭한 사람이 되지는 못하였더라도 누구나 성실하게 살아가야 할 의무는 있다. 톱스타라 하더라도 인간이 먼저 되어야 하고 도박에 빠져들어 모든 시간을 취미로만 낭비하여서는 안 된다.
따라서 확고한 신념을 이정표로 하여 고결함과 올바름을 언제까지나 잊지 말고 목적을 달성하여야 한다. 신념을 갖지 못한 사람은 나침반도 없이 바람에 밀려 파도 사이를 떠도는 배와 다를 바가 없다.

인격이란 그냥 얻어지지 않는다. 가느다란 머리카락도 그림자를 만들 듯 아무리 사소한 일일지라도 행동은 결과를 낳는다. 사고나 감정을 모두 그 사람의 기질이나 습관, 판단력을 기르는 데 도움을 준다.
그리고 앞으로의 인생에 피할 수 없는 영향을 미친다.
이처럼 인격은 좋든 나쁘든 항상 변화를 거듭하여 커진다.
좋은 인격으로 성장하였을 때 그의 몸에서는 온화함의 빛이 나오고 얼굴에는 광채가 비친다.

①인격이란? 사람의 품격으로 독자적 가치가 인정되는 자격이다.
②인품이란? 사람이 사람으로서 가지는 품격이나 됨됨이다.
③인성이란? 사람의 성질이며 인간을 인간답게 하는 인간의 본질 및 본성이다.
성인들은 이 세 가지 조건을 갖춤으로써 존경과 신뢰를 받게 되어 신도들이 따르게 된다.

①아는 지식이 많아 그것대로 행동하여 모범이 되고
②번듯하게 잘생긴 외모에 호감이 가고
③화가 나도 참을 줄 알고 넓은 아량을 지닌 사람에게는 그 누구나 마음을 빼앗겨 따르게 된다.
성인군자가 갖추어야 하는 큰 덕목이다.

누구를 가르치는 지도자의 위치에 있다면 이렇게 자신이 먼저 되어야 한다. 즉 사람다운 사람이 먼저 되는 것이 우선이다. 자신이 부족하면서 남을 가르친다는 것은 자만이므로 자신이 스스로 무덤을 파는 경우이다.
선생님이 제자를 구타하여 폭행죄로 처벌받아 교직에서 박탈당하고, 선생님과 제자가 부적절한 관계를 맺어 미성년자의 학부모로부터 고발을 당해 미성년자 성 착취로 실형을 살게 되고, 선생님이 돈을 밝혀 학부모로부터 촌지를 받았다가 교직에서 쫓겨나게 되는 것은 전공 공부로 지식만 채웠지 인격, 인품, 인성을 갖추지 않았기 때문이다.

인격이란 노력 없이는 얻어지지 않은 것이다.
끊임없이 자신을 주시하고 제 수양을 부지런히 해야 한다. 자신을 이끌어 주는 멘토를 삼는 것도 좋다. 지도자인 멘토를 정하고 마음만 갖고 있다고 되는 것이 아니고, 멘토를 거울삼아 행동으로 옮겨 실천해야 한다.

학문을 익히기보다 덕이 있는 인간이 되어야 하고, 지도자로 위엄을 휘두르기보다는 고결한 인격이 되어야 한다.

인격은 그 사람의 행동에서 자연스럽게 스며 나온다. 그리고 신념, 고결한 인격에 도움이 되는 지혜에 의하여 교양된다. 고결함이란? 성품이 고상하고 순결한 것이다.
인격을 형성하는 과정에서 훌륭한 사람의 본보기로부터 영향을 받는다. 직접적이 아니더라도 책에서나 메스컴에서 얻어지지만, 그러나 자연스럽게 샘솟는 그것이야말로 중요하다. 항상 자신을 현재에만 안주하지 말고 이상을 높이려 하지 않으면 마음이 가난한 자이다.

인간은 고여 있는 물웅덩이가 되어서는 안 된다.
물이 굴러가게 하는 물레방아가 되어야 한다.
어떠한 희생을 치르더라도 목적을 수행하려는 마음이 생겨야 인간으로서 당당하게 자신의 인격을 세상에 드러내 보일 수 있다.
청렴결백한 마음씨가 없다면 제아무리 활력이 넘치더라도 재난의 화가 되고 만다.
존경받고 지지받던 정치인들도 돈의 욕심에 유혹되어 얼마나 많은 사람이 감옥에 가게 되고 하루아침에 추락하는 것을 보아 왔다.
힘없는 사람 중에는 단돈 몇십만 원 때문에 살인하고, 거물들은 몇억부터 수천억 뇌물이나 부당하게 돈을 받아 감옥에 가게 된다. 정치인의 제일 큰 덕목은 이 세상에 공짜 돈이란 없다는 것이다. 공짜 뒤에는 반드시 대가를 치러야 한다. 그런데도 인격에 결함이 있어 재물의 유혹을 물리치지 못하고 정치 생명이 끝나 명예가 실추되어 매장되고 만다.

위대한 지도자만이 모든 사람을 끌어당기는 힘이 있다.

인격자는 자신의 양심에 따라 행동하고 말하고 움직인다.
경건한 심성의 소유자로 이러한 자질을 갖춘 사람은 남녀를 불문하고 기품 있고 숭고한 인간상을 만들어 낸다.
기품 있는 사람은 명예를 존중하고 수치스러움을 알지만, 인격이 부족한 사람은 부끄러운 것이 무엇인지조차 모른다.
사람이 부끄러움을 모른다는 것은 짐승이나 다를 바가 없다.
나폴레옹 시절 전쟁에서 활약이 컸던 존 무어(John Moore) 장군은 네이피어(Napier) 삼 형제를 가려냈다.
형제 역시도 무어 장군을 따랐다. 절도 있고 호탕한 무어 장군의 태도에 매료되었다. 삼 형제는 무어 장군을 멘토 삼아 끝까지 함께 하였다. 네이피어는 후에 외교관이 되어 전기를 썼고 삼 형제는 인격 형성 과정에 있어서 무어 장군의 영향을 받았다고 하였다. 훌륭한 사람들, 선한 사람들은 다른 사람들이 자신들을 따르도록 만드는 법이다.

어린 시절 7세까지는 주위 환경에 가장 많은 영향을 받아 일생에서 가장 인격 형성에 중요한 시기다.
부모는 자식의 거울이라 그 영향이 인품이나 인성이 되는 데 지대한 영향을 미친다.
훌륭한 부모 밑에서 엄한 가정교육을 받은 자는 부모에게도 효도하고 사회에 진출해서도 인격이 훌륭하여 칭송을 받는다. 하지만 이 시기에 제대로 된 교육을 받지 못하고 자란 사람은 동네 길을 지나가면 동네 어른들로부터 손가락질을 당하며 저게 아무개 집 자식이 아닌가 하며 눈살을 찌푸리며 쯧쯧대며 혀를 찬다.
그의 아버지는 노름이나 도적질이나 하고, 그의 자식은 싸움질이나 남에게 해코지나 하여 말썽이 끊이질 않기 때문이다. 콩 심은 데 콩 나고, 팥 심은 데 팥 나듯이 부모의 가르침이 그만큼 중요한 것이다.

## 17. 어머니의 교육

 혼인을 시킬 때는 가풍을 가장 중요하게 여겼다. 즉, 혈통과 유전자를 의미한다.
며느리를 볼 때는 친정어머니를 보고 가려내었고, 사위를 볼 때는 아버지를 보고 가려서 정하였다.
그것은 인생 초년기인 20~30세까지 보고 배운 대로 형성이 되어 친정엄마 장인어른이 곧 거울이 되기 때문이다.

사람들은 덕망 있는 사람을 따르기 마련이다.
힘이 없는 사람은 용감한 인물을 통해 용기를 얻듯이, 활력이 넘치는 행동은 주위로 전염병처럼 번져간다. 그러한 인물을 본받으려는 마음이 저절로 생기게 된다.
뛰어난 어머니는 백 명의 선생님보다 낫다는 말이 있다. 어머니는 가족의 마음을 끌어당기는 자석이다. 어머니의 무언의 가르침은 솔선수범하는 행동만으로도 차고 넘친다. 성질이 나쁜 어머니 밑에서 자란 딸은 붕어빵처럼 똑 닮은 성질이 되고, 생활력이 무능하고 낭비가 심한 어머니에게서 배운 딸은 그대로 따라 한다. 어머니가 게으르고 생활을 무질서하게 생각 없이 하면 딸들도 그렇게 된다.

백 명의 교사보다 낫다는 것은 좋은 점은 보고 배우는 것이 우선되기 때문이다.

행동은 모방하는 것에서부터 서서히 형성되어간다. 입으로는 다 잘하는 것처럼 말하지만, 행동은 그렇지 않은 것을 어린이들은 판단이 미흡하므로 부모가 하는 것은 모두 다 옳은 것으로 알고 따라 한다.

겨울에 눈이 쌓인 눈 위에 하나하나 내리는 눈은 이렇다 할 표시가 없지만, 그 작은 눈발들이 쌓여 눈사태를 일으키게 되는 것과 같다.

부모가 행동하는 사이에 어느새 자식에 속에는 뿌리 깊게 박히게 되는 것이다. 어머니의 본보기에 따라서 딸의 장래는 판가름 나게 된다.

어머니의 인격은 자녀의 인격의 그림자가 된다.

나무껍질에 자신의 이름을 새겨 넣어 보면 나이를 먹어감에 따라 이름 석 자는 점점 커진다. 유년 시절에 받은 인상은 아무리 작은 것일지라도 영원히 씻겨지지 않는다.

마음속에 심어진 사고방식은 흙에 떨어진 씨앗처럼 꼼짝하지 않고 그 자리에서 싹틔우기를 기다리다 기세등등하게 튀쳐나와 행동이나 생활 습관으로 자라나게 된다.

무의식중에 한 어머니의 말씨나 행동이 자식의 인격에 분명히 그림자가 된다.

어머니는 딸들에게 정조와 감각, 상냥함, 마음의 위로를 가르친다.

아버지는 자식의 머릿속에 지식을 부어 줄 때 어머니는 자녀에게 마음의 정서로 순화해준다.
이렇게 가정은 최고의 학교이다.
아이의 인격을 곧고, 고결하게 성장시켜 주려고 부모가 할 수 있는 최선의 노력을 기울여도 보기에 따라서 아무런 효과가 없는 경우도 물론 있다. 이런 경우는 부모의 곁을 떠나 후천적 영향을 잘못 받은 경우이다.
훌륭한 어머니는 자연이 낳은 걸작품이라고 표현하고 있다. 왜냐하면 훌륭한 어머니는 아버지로서는 도저히 따를 수 없을 만큼 영원한 숨결을 불어넣는 존재이며, 인간의 도덕관념을 성장시키는 자양분과 같은 역할을 하기 때문이다.
어머니는 당신이 할 수 있는 최선의 노력으로 자식에게 모든 걸 쏟아붓는 훌륭한 인격체이다.

가장 순수한 인간다움을 육성하는 데는 안성맞춤 격인 만족스러운 분위기로 온 집안을 가득 채운다. 밝은 마음씨를 지닌 여성이 가정을 지키고 있다면 비록 그 집 안이 가난할지라도 가정 안에 충족감과 고결함이 넘쳐나게 될 것이다. 이런 가정이 최고의 학교가 된다.
다 같은 물도 뱀이 마시면 독이 되고, 소가 마시면 우유가 되듯이 비린내 나는 생선도 새끼줄에 묶여있다 내버리면 비린내가 나고 사향을 여러 겹으로 쌓은 보자기도 버리게 되면 향내가 난다.
가정에서 아이들이 이와 똑같은 이치로 부모에게 가정교육을 잘 배워오면 어려운 것도 반듯하게 해결하지만, 그렇지 못하면 행동거지가 눈에 거슬린다.

세상에 나와 첫울음을 터뜨린 후부터 숨을 거두기까지 무능한 어머니와 유모에게 길러진 탓에 부도덕한 일로 괴로워하는 이들이 얼마나 널리 알려져 있는가.
인간으로서 가치가 전혀 없는 무지한 여성에게 자라게 된 아이는 좀처럼 그 잘못을 바로잡기가 어렵다. 어머니가 게으르고 삐뚤어진 성격을 가졌다면 집안은 언제나 싸늘함과 불만 투성이로 가득 차 있을 것이다.
미래의 아이가 선행을 베풀 것인지 비행을 저지를 것인지는 모두 어미에게 달려있다. 비록 아버지가 술주정뱅일지라도 어머니가 자식들을 세심하게 보살핀다면, 그 가족들의 유대는 느슨해지지 않으며 아마도 아이들 역시 자신의 길을 바르게 열어갈 것이다.
반대로 어머니의 행실이 나쁜 경우에는 아무리 아버지가 선량할지라도 장래 아이들의 성공의 길은 거의 막히게 되어버린다.

여성은 걸작을 남기지는 못하였다. 작곡, 소설, 그림은 없지만, 위대한 인격을 가진 점은 훨씬 더 위대하다고 할 수 있다. 위대하고 올바른 정신과 미덕을 지닌 사람들 즉 위인은 모두 어릴 적 어머니의 무릎에서 가르침을 받고 자라났다.
문학, 음악, 미술, 무용 예술가들의 경우 어머니의 감각이나 취향은 놀라울 만큼 자녀들의 재능에 영향을 미친다. 어머니는 자녀에게 놀라운 재능을 물려주는 것 이외 가족의 건강까지도 어머니의 손에 달려있다.
우리가 먹는 음식은 곧바로 우리의 몸이 되므로 가족의 식사를 책임지고 있는 어머니는 위생, 청결. 영양을 고려해서 요리를 준비한다. 식중독을 방지하기 위하여 냉장고만을 만능으로 믿지 않으며 오래된 음식은 과감하게 폐기한다. 특히 성장기에 있는 자녀에게는 영양균형을 이루는 영양식을 제공해주어야 쑥쑥 자라게 한다. 잘 먹고 자란 자식은 키도 크고 뿌옇게 잘생겼고, 못 먹고 자란 자식은 키도 작고 영양실조인 것처럼 까칠하다.

여성은 그저 아등바등하며 남을 위해 일만 하면서 희생을 강요당하는 것이 아니다. 그리고 남자의 장식품이 되기 위해 태어난 것도 아니며 자기 자신을 위해서 태어난 것이다.
아들은 대학 보내고, 딸은 이름자만 알면 되지 많이 배우면 남편이 피곤하다고 가르치려 하지 않던 구시대와는 다르다. 이제는 여성도 책을 읽고 많이 배워야 자신과 가정을 위해 더 성장하는 길이다.
소년에게 가르치는 훈련이나 예의범절을 소녀에게 있어서도 마찬가지로 바람직한 기회를 똑같이 주어야 한다.
여러 대학에서는 모델학과, 댄스 학과 신입생 모집에 남, 여 모두에게 응시 자격이 주어진다. 남자에게 필요한 교육이나 교양은 여성에게도 역시 당연한 것이다. 여자가 배우면 사려가 깊어지고 유연해지며 내다보는 안목도 생기게 된다.
매력 있고 멋있는 여성은 높은 교육 수준에서 우러러 나와 표출된다.

30년 동안 가정에서 받은 교육은 오랫동안 영향을 미친다. 다음은 자주 만나고 있는 사람에게서 은연중에 영향을 받는다. 모방은 거의 무의식중에 이루어지고 있으므로 미친 영향은 쉽게 사라지지 않는다. 함께 오래 산 부부가 어느 사이엔가 서로 오누이와 같이 비슷하게 닮게 된 것만 보아도 알 수가 있다.
환경은 인격 형성에 커다란 영향을 미친다. 느긋하게 참는 것도 습관이고, 자발 머리 없이 성급한 경솔함도 습관이다. 조금도 참지 못하는 성격이 굳어지면 폭군과도 같다. 습관은 술을 즐기는 사람은 술꾼과 자주 어울리고, 타락한 친구와 취미가 같으면 사고방식도 불건전해진다.

사람은 어떤 사람을 만나 사귀는가에 따라 자신도 달라진다. 고매한 인격을 지닌 사람과 사귀면 자신을 향상시키고 눈이 열리는 듯한 느낌이 들게 된다. 늑대와 지내게 되면 멀리까지 짖어대는 기술이 향상된다는 말이 있듯이 인간다운 인격을 기르는 데는 아는 지식이 많고, 뛰어난 지능을 지닌 풍부한 경험자와 교류하는 것은 반드시 어떤 자극을 얻게 된다. 장미가 심어지기까지 나는 그저 평범한 진흙일 뿐이었고, 오이 덩굴에 가지가 열리지 않는다. 연못 속에 던진 돌이 수면에 파문을 넓혀가다가 마침내는 동그라미가 연못가에 이르게 되는 것과 비슷하다.

훌륭한 사람과 지인이 되어 인맥을 쌓을 기회를 져버리는 것은 귀중한 보물 상자를 바닷속에 던져버리는 어리석음과도 같다.
훌륭한 사람은 그리 많지 않다. 뛰어난 사람에게는 얻을 것도 많고 배울 것도 많으며 부탁할 일도 있게 된다. 대단한 사람, 위대한 사람은 첫 대면부터가 범상치 않은데도 몰라보고 천박한 인간을 좋아한다면 자신 역시 천박한 사람이 된다.

타인의 장점을 인정하고 칭찬하는 사람은 많은 지인을 갖게 된다. 그런 사람의 성격은 너그럽고 솔직하며 따뜻한 성품을 지니고 있다.
무엇을 봐도 감동하지 않는다는 것은 냉혈 동물이나 다름없다. 감동이 없어져 버리면 자신의 재능 가운데 가장 뛰어난 부분을 잃게 될 뿐만 아니라 어리석고 저급한 것에서부터 자신을 지킬 수단도 잃어버리게 된다.
용기 있고 성실한 인물을 존경한다면 그 자신도 그러한 성격의 소유자이다. 무언가에 강한 동경을 품게 되는 것은 인격을 형성하는 것이다. 위대한 인물에 대한 동경의 마음을 가슴 속이 품는 것은 자신에게 큰 도움이 된다.

120세 수명시대에 같이 가야 할 덕목은 건강한 생활 습관과 건전한 정신교육이 동반되어야 온전한 인생으로 꽃이 필 것이다.

## 18. 생로병사의 끝은 극락이다.

 서양의 대표적인 장수국이 이탈리아라면 동양의 장수국은 일본과 한국이다.
이탈리아와 일본 두 나라에서 건강보조식품으로 가장 많이 먹는 식품은 발효 식초이다.
이탈리아는 발사믹 식초, 일본은 현미 식초, 한국은 천연 발효 식초다.
한국에서 장수자들이 가장 많이 사는 순창 지역에서도 식초의 중요성을 알고 인삼 식초와 체리 식초를 생산하기 시작하였다.

식초의 가장 중요한 효능은 우선 암 예방이며 장 건강이 좋아 면역에 탁월하다.
식초를 마시면 2시간 이내에 피로가 가시고 탁한 소변이 맑아진다. 식초 속의 구연산 성분이 젖산에 발생을 억제하기 때문으로 만병의 근원인 스트레스를 해소시킨다.
식초는 신장암, 간암, 위암, 소화기암에 효과가 있으며 혈액 속 백혈구를 증가시켜 면역기능을 높여서 질병 예방에 도움이 된다.

천연 발효 식초는 성질이 따뜻하며 맛이 시고 독이 없어 피부에 종기를 없애고 어지럼증을 없애며 혈액순환을 도와 육식과 채식의 독을 소멸해 준다.
식초는 간과 위가 좋아져 간과 연결된 눈 건강에도 좋다. 위장과 비장을 깨우고 체한 것을 풀고 기생충을 없애준다.
어혈을 제거하고 부종을 가라앉히며 기혈을 이롭게 한다. 열을 없애주고 지혈을 시키며 해독 살충하여 날것 채소나 생선, 육회에 식초를 사용한다.

식초는 갑자기 어지러우며 메스꺼워 토하려 하고 까무러치는 증상이나 배 속에 덩어리가 있거나 배가 아프고 피를 토하고 코피가 나고 혈변을 하고 소화가 안 되고 장 속에 기생충이 있고 음식에 독을 제거하고 피부에 부스럼을 낫게 한다.
천연 식초는 술, 담배 하는 사람에게 도움이 되며 일반인도 비만으로 고민하는 다이어트에 효과적이다.
혈액순환이 잘되어 피를 맑게 하고 머리를 맑게 하여 기억력을 증진한다.

세포의 노화를 막고 뼈를 강하게 하고 칼슘 흡착력을 높여서 몸에 질을 좋게 한다.
신맛은 입맛을 돌게 하는데 그 이유는 신맛은 침샘을 자극하여 침이 많이 나오게 하기 때문이다.
침이 많이 고인다는 것은 건강하다는 증거이며 침은 건강의 척도이자 최고의 소화제이다.

식초는 강력한 방부제 역할을 하므로 썩지 않는다. 어항 선원들은 무더위 속에 몇 년을 바다에 나가 고기잡이를 하면서 생활을 해도 식초 때문에 식생활이 가능할 수가 있었다.
식초는 장(腸)안의 대장균의 세균을 죽여 변비를 예방하고 장 환경을 개선해 체질에 도움이 된다.
당뇨 환자는 갈증을 해소하고 배가 더부룩하고 꼬르륵거리는 증상이 없어지고 설사에도 좋다.

천연 식초란?
현미, 쌀, 보리, 수수, 막걸리, 술지게미 등으로 만든 자연의 힘으로 발효시킨다. 60여 종 이상의 필수영양제이다.
천연 식초와 양조식초는 다르다. 식초를 마실 때는 원액을 물에 희석해서 아침 식사 후 드시고 물에 치아를 가신 후 얼마 있다가 양치를 하시는 것이 좋다.
아무리 좋은 것도 과유불급이니 아침, 저녁 두 번만 조금씩 마시는 것이 장수에 도움 된다.

신의 물방울이라 불리는 천연 식초는 남자는 10년 여자는 12년 더 장수할 수 있는 비결이다.
암, 관절염, 불면증, 치매 방지, 천연 치료제이며 늙지 않게 노화를 막으며 부작용 없는 치료제로 식초보다 더 좋은 약은 없다.
발효식품인 식초의 효능은 익히 잘 알려져 있으며 1945년, 1953년, 1964년 식초를 연구한 일본의 박사들이 노벨상 3관왕에 오르면서 전 세계적으로 유명해졌다.

노벨상은 세계에서 인정하는 상으로 우리나라에서도 노벨상을 받으신 분은 평화상으로 김대중 전 대통령밖에 없을 정도로 권위 있는 상이다.
스웨덴에서 시상식을 하며 상금으로 약 18억 원이 지급되는데 역대 수상자는 미국이 1위, 영국이 2위, 일본은 6위로 28명이나 배출하였다.
노벨상을 많이 받는 나라가 선진국이며 잘사는 강대국임을 입증하는 지표가 된다. 한국도 장수에 관한 연구자가 많고 계속해서 서울대학교 의대 박상철 교수 이외 이정화 박사 등이 열심히 연구하고 있으니 장수 노벨상이 나오도록 희망해 본다.

연구자분들이 장수촌을 탐방하며 100세 이상 장수자들의 생활상은 다음과 같이 엿볼 수 있었다.

첫 번째 전남 곡성에 104세 된 할머니 집을 찾아뵈었다.
나이가 들면 으레 자식들에게 큰방을 내주고 작은 문간방이나 골방으로 물러나는 게 예사인데 아직도 큰방을 쓰고 계셨다. 큰아들 내외는 건넌방에 살고 계셔서 물었더니 "우리 어머님은 큰 방을 쓰실 만해요." 말하길래 효성이 지극하신 분들이구나 생각되었다.
할머니는 104인데도 허리가 꼿꼿하시고 눈은 밝아 바느질도 하실 정도다. 식사는 무엇이든지 잘 드시고 성격은 까다롭지 않고 너그러우셨다. 욱하고 성질을 내셨다가도 뒤가 없으시며 걱정이 없고 낙관적이셨다.

80이 다 된 큰아들은 한 가지 걱정이 있다고 하셨다. 어머니는 지금도 술을 드신다는 것이었다.
자손들이 용돈을 주시면 동네 슈퍼 가게 가셔서 소주를 사다가 숨겨 놓고 수시로 드셨다.
술을 한 모금도 못 하는 큰아들로서는 어머님이 술 드시는 게 보통 걱정이 아니었다.
할머니와 큰아들과 이런저런 이야기를 나누고 나오려고 하니 할머니께서
"내가 부탁이 있네" 무슨 부탁인지 말씀하세요. 하니
"가다가 우리 며느리 보거들랑 내가 며느리 칭찬을 하더라 꼭 해 주고 가게" 하며 말 하셔서 깜짝 놀랐다.
할머니께서 효부 며느님 칭찬을 하더란 말을 전하지 않을 수 없었다.
며느님은 시어머니 칭찬에 미소를 지으며 100세가 넘어도 저러한 여유 그리고 당당한 모습과 아직도 집안일을 주도하고 큰 방향으로 버티고 있는 백 세 여장부의 모습을 보면서 오래 사시는 게 행복하다고 말하였다.

또한 곡성군 목사동면에서 사시는 조씨 할머니는 특별한 분이셨다. 106세인데 아직도 자식들을 품 안에 데리고 사시는데 자식 중에는 회혼식을 치른 자식도 있었다.
회혼식은 부부가 결혼 후 60년을 회로 하고 자녀가 번창한 다복한 분이 맞이하는 뜻깊은 기념일이다. 그래서 수명이 짧은 옛날에는 회혼식을 거의 볼 수가 없었다. 결혼 1년은 지혼식, 2년은 고혼식, 4년은 혁혼식, 5년은 목혼식, 25년은

은혼식, 50년은 금혼식, 60년 회혼례이다.
60주년이 되면 남자의 경우는 90이 다 되어 대다수가 사망하는 시기이다. 여자가 혼자만 살아남아서 회혼식을 치르는 경우는 거의 없다. 회혼식 때면 자녀가 50대가 된다. 손자가 있고 증손자도 있을 때이다.
60년의 긴 결혼생활을 함께 살아왔다면 내외가 모두 장수하였다는 의미로 결혼식 예를 다시 올리며 자식들은 늙은 부모에게 감사하고 동네 사람들 전체가 기뻐하며 잔치를 벌인다.

조씨 할머니의 귀가 어두운지는 어느 정도 되었지만, 대화는 가능하며 아직도 바늘귀에 실을 꿸 만큼 눈이 밝았다. 성격은 모가 나지 않으며 급하거나 까다롭지 않고 활달하시며 식사도 절대 많이 드시지 않는다.
장수하는 분들은 보면 모두가 자손이 네 명 이상이며 가족이 다복하다. 그리고 자세는 꼿꼿하고, 걸음걸이는 11자 걸음이며 배는 들어가고 눈은 밝아 안경을 쓰지 않으셨으며 머리는 수정처럼 맑고 몸도 새털처럼 가벼웠다. 주민등록증 나이를 의심할 정도였다.

조씨 할머니도 3남 2녀 중 두 딸은 출가하였고, 삼 형제가 가족과 함께 사는 대가족이었다.
그중 작은아들은 이웃집에 분가시키고 하루에도 대 여섯 번씩 오고 가며 들여다보셨다.
왜 그렇게 자주 드나드세요. 하니

"반나절만 못 봐도 보고 싶지."라고 말씀하신다.
70이 넘은 아들을 반나절만 못 보면 보고 싶다고 하시니 모성애가 대단하시다.
작별인사를 하고 나오니
"우리 자식들 같은 효자는 없네. 우리 아들들 상 받을 수 있게 해 주게" 하시는 것이 무한한 자식 사랑을 느낄 수 있었다.

대부분 장수인은 성격이 외향적으로 활달하고 사람들을 좋아해서 친구들이 많았다. 독거노인이라도 운동을 생활화하여 집에서만 지내지 않고 이웃집에 드나들거나 사람들을 만나러 돌아다닌다.
전남 담양군 용면 분통리는 마을 한가운데도 시냇물이 흐르고 시냇물을 따라가 가옥이 있으며 대문은 활짝 열려 있었다.
집안에 살림살이가 몽땅 들여다보이는 도둑 없는 평화로운 부락이었다. 이곳에 사시는 신 할머니는 102세 셨다. 온 동네 아낙들과 할머니들이 옹기종기 모여 마당에 놓인 평상에 앉아 도란도란 이야기를 나누고 있었다. 언제나 사람들이 이 할머니 댁에 마실 와 놀고 지낸다는 것이었다. 겨울에는 방이 좁아터질 지경이라 하셨다. 마을회관이 있는데도 할머니가 좋아 이곳으로 모인다는데 이렇듯 장수 노인들은 한결같이 인간성이 좋아 사람이 꼬이게 되는 법이다.
성격이 나쁘면 평판이 좋지 않아 사람들이 멀리하게 되므로 외톨이가 되어 정신건강에도 좋지 않다.

신 할머니는 보건소에서 영양제인 비타민 한 병을 받으면 세상에는 공짜가 없다고 새벽녘에 보건소에 가서서 청소해 놓고 온다든가 정원에 잡초라도 뽑고 오신다고 하셨다. 102세라도 베풀 줄 아시니 배울 점이 많은 분이다.
유전적으로 장수하는 집안은 대체로 위로 4대 아래로 4대가 함께 사는 집안이 많았다. 위로는 본인 아버지 할아버지 증조할아버지와 아래로는 아들 손자 증손자까지 4대이다.

전남 곡성 겸면 의암리 봉현마을 입구에 세워진 바윗돌 위에는 '장수의 터 봉현'이라는 커다란 글씨가 쓰여 있었다.
101세이신 공씨 할머니는 너무도 정정하여 허리도 꼿꼿하시고 농담도 잘 하시는 여유 있는 분이셨다. 방문객들을 환영하는 뜻으로 명사십리 노래를 즉석에서 불러주셨다.
공씨 할머니의 부모님은 86세, 87세에 돌아가셨고 할머니 형제분들은 93세, 90세인데 아직 살아 계시다ㄱ 하셨다
공씨 집성촌이지만 공씨 할머니 집안만 장수 집안이었다. 102세 공씨 할머니는 동생네 집에 매일 가서 누워있는 동생에게 다리도 주물러 주고 오누이의 정을 나누었다. 이들 형제분이 윗 4대 아래 4대를 함께한 분들이었다. 이분들은 모두 증손자를 보았고 당신들은 증조부까지 보고 살았다고 하니 사실상 대표적인 장수 집안이라고 할 수 있다.
건강 장수 집안은 하늘이 내려준 복도 있지만, 그들만이 지키는 주변 환경의 영향도 분명히 있었다.

전북 순창군 구림면 자양리 마을에 102세인 유씨 할머니는

첫인상도 곱고 말씀도 잘 하시는데 곱게 늙으셔서 그런지 귀티가 나셨다.
유씨 할머니의 아들 내외 분이 70대 중반인데 어머니와 시어머니를 모시고 방이 여러 개인데도 한 방에 주무신다는 것이었다. 할머니의 뜻이냐고 하니 며느님은 펄쩍 뛰면서 무슨 소리냐며 어머님이 80이 넘으신 20년 전부터 주무시다가 무슨 일이 생기면 어쩌나 싶어 셋째 아들 내외가 자진해서 함께 잠을 자며 지내왔다고 한다. 지금 세상에 있을 수 없는 효심이 가득한 부부였다.
유씨 할머니는 효도하는 아들의 아들인 손자가 하나는 공무원이 되고 또 하나는 사업을 하여 잘 된다며 자랑을 하셨다. 2천 년 전부터 내려오는 유교 사상은 부모에게 효도하는 자식은 복을 받아 모든 일이 잘 되어 성공하는 경우가 많다고 하더니 효자 집안의 자손들이라 일이 잘되는 것 같다.
증손자는 서울에서 대학에 다니다가 집에 내려오면 '할머니' 하며 살갑게 다가와 밤에도 증조할머니와 자고 싶다고 한단다.
효도는 부모의 뒤를 보고 배우기 때문에 보고 듣고 배운 대로 따라 하는 것이다.

세계적인 석학들은 한국이 눈부시게 발전하고 세계 10위권으로 잘살게 된 것은 부모님께 효도를 잘 하였기 때문이라고 평하고 있다.
그래서 전 세계 사람들은 한국의 '효' 문화를 본받아 배워야 한다고 극찬했다. 가끔 한국에 온 외국 대사들은 눈물을 흘리면서 한국의 효 문화에 감명을 받기도 한다.
조선 시대의 효는 자신의 목숨보다도 부모님께 예를 더 우선시하였지만, 그때의 사상이 지금에는 많이 퇴색되고 있다.

미국 <타임즈> 기자에 의해 발탁되어 기사가 실린 내용을 보면 전남 순창군 구림면 방화리 마을의 대표적인 백 세 장수자인 박씨 할머니 씨였다.
할머니는 한눈에 봐도 매우 특이한 분이셨다.
박 씨 할머니를 찾아가려면 소주 한 병을 사 들고 가라는 마을 이장님의 귀띔이 있어 소주를 사 들고 찾아보니 피부도 곱고 행동거지가 정정하셔서 깜짝 놀라지 않을 수 없었다. 할머니는 99세에 아들을 먼저 보내신 게 마음에 걸려서 입을 꽉 잠근 채 면담의 말씀이 없으셨다. 그래서 소주병을 따서 한잔 따라 드리니 받자마자 한잔 쭉 들이키시는 것이었다. 정말 이분이 백 세가 넘으신 분이 맞을까 눈이 의심되었다.

80세에 죽은 아들 생각에 눈물을 흘리기 시작하니 며느리는 자리에서 일어나 밖으로 나가셨다. 하늘도 슬펐는지 마침 그때 빗방울이 떨어지기 시작하였다.
박씨 할머니는 매일 소주 한 병씩 마시지 않으면 아들 생각에 살 수가 없으시다면서 나는 저 며느리가 아니었으면 살아갈 수 없다고 하셨다.
"장수하시는 데 소주나 막걸리가 도움이 되나요?" 하면서 물었다. 기자는 슬픔에 매일 술을 마시는 할머니가 이렇게 오래 사시니 이해되지 않은 것이다.
아들이 죽은 이후 매일 술을 마시던 박 씨 할머니는 109세에 돌아가셨다. 오랜 세월 술을 드셨지만, 장수인이 누구든지 술을 좋아하는 것은 아니다. 할머니가 술을 드시고도 오래 사신 이유는 술을 이겨내는 DNA가 있거나 면역력이 있는 체질이 따로 있기 때문이다.

구례군 마산면에 사시는 102세 손 씨 할아버지를 만나 보았다. 젊은 시절에 힘이 장사로 쌀 두 가마니를 번쩍 들어서 '천하장사'라는 별명이 붙은 분이었다. 지금도 기골이 장대하고 정정하셨다.
열심히 일만 하신 손 씨 할아버지를 모시고 사는 아드님은 선천성 지체 자로 허름한 동네 이발소를 하며 살다 보니 생활이 궁핍하였다. 이발소 손님은 거의 없고 이발소에는 세월의 찌든 때가 물씬 풍겨 보잘것없었다.
"몸도 불편하신데 100세 된 아버님까지 모시니 힘들지 않으세요?" 하니 거침없이
"내 몸이 불구라고 부모님을 모시지 않으면 되나요. 나는 한 번도 안 모신다는 생각은 해 본 적이 없다."고 하였다.
도시에서 잘 먹고 잘살고 있는 자식들이 노부모를 돌보지 않고 서로 미루며 형제들끼리 싸우는 모습과는 정반대였다.
아무리 힘들어도 부모님을 모시며 효도하여야 한다는 생각이 바로 잡힌 이 지역 사람들이 참다운 미풍양속을 이어나가는 본보기가 되었다.

전남 구례읍에 살고 계신 107세 김 씨 할아버지는 10년 전 할머니가 먼저 가신 후에도 깔끔하신 모습이었다. 건강과 총명함으로 경로당 회장 일을 보고 계신다. 며느리는 시아버지가 얼마나 자기관리가 철저하신지 모른다며 혀를 내두를 정도였다. 식사도 천천히 잘하시며 짜고 맵고 오래된 음식은 절대로 드시지 않으신다고 하셨다. 매일 산책하러 나갔다 오시면 건강식품도 몇 가지는 꼭꼭 챙겨 드시고 몸에 아주 작은 이상의 오면은 즉시 광주 대학병원에 다녀오신다고 하였다.
김씨 어르신의 건강비결은 규칙적이고 좋은 생활 습관 이외에 집에서 은둔생활을 하지 않고 수시로 대문을 박차고 나가 마을 사람들과 어울리며 시간을 보내신다는 것이다.
하지만 김씨 할아버지가 최근에는 107세가 넘으니 문득 죽는 게 두렵다는 생각이 든다고 하셨다. 죽으면 모든 게 끝장인데 죽는 게 두렵지 않다는 사람은 거짓말이라고 하시면서 누구에게나 죽음은 숙명이지만, 120세까지만 더 살고 싶다고 하셨다.

구례읍에 조 씨 할머니는 셋째 아들과 장애인 손자와 함께 지내고 있었다. 조 씨 할머니는 15세 연상의 남편과 결혼하여 50세에 남편이 사망해 홀로 되셨다. 이혼으로 혼자된 아들과 교통사고로 하반신이 불구가 된 손자를 돌봐주며 키웠다. 16년부터는 독거노인 도우미로 요양보호사가 하루에 2시간씩 10년간 가족을 돌봐주고 있었다. 조씨 할머니는 김과 나물 된장국으로 밥 한 공기를 30분 이상 천천히 드시며 먹는 약은 없었고 보건소에서 정기적으로 제공하는 영양제만 맞으며 규칙적으로 8시간 자고 낮에는 1시간 정도 낮잠을 주무셨다. 늘 움직이고 싶어 밭일하시며 100세가 넘어서도 앉아 있거나 누워있으면 사람의 몸이 자꾸 시들고 사그라진다고 말씀하신다.

오랜만에 곡성에서 100세 넘은 정 씨 할아버지 부부를 만나보게 되었다. 백발의 부부가 손을 잡고 부끄러운 듯 미소를 지으며 맞아주셨다. 스무 살 때 결혼하여 80년을 같이 살았다고 하시는 정 씨 할아버지는 남들은 50년도 못 살고 갈라지는데 우리는 아직도 함께 살고 있으니 고맙다며 하셨다.
나보다 할머니 몸이 불편하여 설거지와 주방 쓰레기 치우는 것은 본인이 맡아 한다고 하셨다. 저녁 9시에 자고 아침 6시에 규칙적으로 일어나니 9시간씩 자는 셈이며 화장실은 한 두 번 다녀와 곧바로 잠이 드신다고 한다.
늙으면 잠이 없다는 것은 몸의 활동이 적기 때문이다.
잠을 잘 자니 건강하게 오래 살고 자식들도 많은데 모두가 잘 되어 성공하였으니 복이 많다고 하면서 자식들에게 짐이 안 되게 늙지 않는 게 꿈이라고 하신다.
다시 젊어진다면 오만 가지 일을 다 해 보고 싶다며 지난날에 못다 한 꿈을 아쉬워하신다. 둘이서만 살지만, 할머니가 요양등급 3급을 받아 요양보호사가 아침에 와서 식사를 챙겨 주고 집안일을 돌봐주고 돌아간다고 하신다. 또 기능이 되는 100세 할아버지라 가사 참여가 되어 노인요양시설 입소나 다른 사람의 도움 없이도 두 부부가 독립적으로 생활을 유지할 수 있다고 하였다.

순창의 이 씨 할아버지는 103세로 키가 훤칠하게 크시고 멋진 모습에 인물도 좋으셨다. 부잣집에서 태어나셨는지 부터가 나며 배운 사람다운 음성이셨다. 이 씨 노인 역시 자녀가 2남 2녀로 장수 노인들은 자녀가 많았다. 할아버지를 네 자녀가 아들딸 구별 없이 돌아가면서 모셨다.
마침 딸네 집에서 지내고 계셨는데 딸과 사위가 나와서 반겨주었다. 할아버지에게 장수에 관하여 조사할 게 있어서 찾아뵙겠다고 하니
"조사를 하려면 보답이 있어야 할 게 아녀. 뭐 갖고 왔어? 오늘이 내 생일날이여" 하고는 너스레를 떠셨다.
방문 시에 여러 가지 선물 보따리를 들고 들어 오는 것을 보시고 말씀하셨다.

할아버지는 20세에 18세 된 아내와 결혼하셨고 할머니와 77년 동안 해바라기처럼 바라보며 살았다고 하셨다. 할머니가 5년 전 95세로 세상을 먼저 가시고 힘들어하시는 아버지를 4명의 자녀가 극진히 모시고 있었다. 모시지 않을 때는 일주일에 한 번씩 번갈아 주말마다 각자 찾아뵈었다. 이 씨 할아버지가 신체적으로 정신적으로 건강한 이유를 자녀들이 모시며 본받을 점이 많다고 한다.

소식으로 골고루 드시며 술은 좋아하시지만, 식사 때 반주로 하루에 두 잔만 드시고 늘 신문을 안경 없이도 보시며 좋은

글이 있으면 스크랩이나 글로도 적어놓으신다. 잠시도 가만히 계시지 않고 무엇이든지 일거리를 찾아서 하거나 만들어서 하신다.
80이 넘어서까지 마을 이장을 하셨지만, 노인 회관에는 잘 안 가신다고 하신다. 80~90대 노인들이 이 씨 어르신이 나타나면 누워있다가도 벌떡 일어나 불편을 주기 때문에 배려 차원에서 그 후로는 편히 쉬라고 잘 안 가신다.
인터뷰 내내 당당하고 자신감 넘치는 모습이지만 주민등록상 독거노인이다. 그러나 국가 도움 없이 독립적으로 생활을 유지하는 이유는 자식이 여전히 중요한 존재이기 때문이다.
자녀는 화목하게 지내며 가족회의로 아버님을 돌아가면서 편안히 모시며 서로 경쟁적으로 효도하려고 하였다.

이제는 일본 오키나와섬에서 한국의 구례, 순창을 거쳐 세 번째로 이탈리아의 사르데냐섬으로 가보려고 한다. (박상천 교수 인용)
사르데냐섬에서 75세는 청년으로 불릴 만큼 장수마을로 손꼽히는 지역이다. 섬사람들이 산악지대로 숨어 들어가 성격이 내향적으로 변했으며 혈족끼리 결혼하여 공동체와 가족에게 강한 헌신을 하였다.
이곳은 섬이지만 나라만큼이나 면적이 큰 섬이다.
이곳의 여성들은 강하고 가족이 우선이며 바위투성이의 산에서의 생활로 건강이 솟았다.

2000년에 프랑스에서 장수연구 대회가 열렸는데 체구가 가

날프게 작고 안경을 쓴 이탈리아 박사가 연단에 올랐다. 통계학자이기도 한 잔니 박사는 과거 5년 동안 사르데냐에 사는 100세가 넘은 장수 노인 천명의 삶을 추적 조사하면서 200여 명을 직접 만나서 연구한 결과를 보고 했다.

박사는 이탈리아 사르데냐섬 깊숙한 사막지대에 100세 이상의 남자가 집중돼 있다는 점이 관심이었다.

전 세계적으로 가장 오래 사는 사람이 많은 마을로 2,500명 인구 중 100세가 넘는 노인이 많다는 것을 잔니 박사가 발견하였다.

그들의 식생활은 올리브유와 적포도주였으며 성격은 유머러스하고 낙천적이었다.

20년 전 미국이 5,000명 중 100세 이상 노인은 1명인데 반해 이탈리아 사르데냐섬은 무려 14명이었던 셈이었다.

잔니 박사는 세계 장수 학자들로부터 너무 부풀린 허위 숫자라고 의심을 받아 의심하는 학자들을 설득하기에 진땀을 빼야 했다.

잔니 박사의 글이 20년 전 이야기로 지금은 더 많은 장수자가 살고 있다는 증거를 입증하기 위하여 섬의 행정구역인 시청에서 발급한 인구조사표와 출생 기록과 사망 기록을 내보였다. 그제야 참석자들이 믿자 3개월 후에 사르데냐를 섬을 다시 찾았다. 그 후로도 박사는 11회 더 방문하면서 40여 곳 지방을 다녔다. 그중에 장수 노인이 많은 곳을 지도에 표시하며 블루존이라는 용어가 이때부터 시작되었다.

4년 뒤 잔니 박사는 장수 노인학 논문을 발표하고 사르데냐

섬 남자들이 어떤 지역 남자보다 정력과 원기가 오래 유지한 다고 주장하였다.
다른 나라 장수 지역에서는 여자가 4명이면 남자가 1명인데 이곳은 남녀의 비율이 1:1이었다.
잔니 박사는 섬 중에서도 블루존의 장수 노인들의 식습관 생활양식 종합적인 부분을 연구하였는데 스트레스를 어떻게 해소하였는가? 종교가 미친 영향은 무엇일까? 산속이 청정지역이라서 영향을 줬는가? 마시는 물에는 어떤 성분이 들어 있는가? 무슨 비밀이 이곳 블루존에 숨어 있는가를 밝혀 보려는 연구에 초점을 맞추었다.

로마 정부의 지배를 받아온 사르데냐 주민들은 섬이면서도 언덕이 많고 가파른 산속에 살면서 가축을 키우며 유목민으로 살아왔다. 수렵과 채집을 중심으로 양치기를 하며 살아오면서 바다 건너 오는 사람은 여기에 도둑질을 하러 온 것으로 여겨 늘 경계심을 늦추지 않았다.
수 세기 전부터 험난하기 그지없는 산악지대 언덕을 다듬었고 바윗돌을 쪼아 냈으며 메말라 비틀어진 숲에서 양을 키웠고 나무를 잘라 숯을 구웠으며 허허벌판에 있는 누추한 집에서도 용케 가정을 이루며 살아왔다. 삶이 원시적이고 종교가 없으며 미개하여 야만적이었고 1940년 후반에 와서야 번창하기 시작하였다. 그 후 말라리아가 박멸되었고, 일자리가 생겼고, 포장도로가 깔렸으며 백신 접종 항생제가 생기는 등 현대화된 건강관리가 도입되었다. 이때부터 유전자와 생활양식 조합으로 사르데냐섬에 블루존은 진짜 마술을 부리기 시작하였다.

장수의 길은 유전보다 환경, 생활양식, 음식의 특성이 무엇보다 중요하였다. 블루존으로 들어가는 길은 마치 다른 세상 같았다. 사람의 발길이 거의 닿지 않은 바위투성이의 지형 사이로 산악지대는 구불구불한 길로 섬이 포도원을 제외하고는 험한 목초지만 보였다.
미국 사람들이 시장이나 친구 집에 가는 것만으로도 헬스장에서 30분 운동하는 것과 맞먹는다는 것과 같이 꾸불꾸불한 언덕의 돌길이었으며 양치기의 운동량은 120시간 골프를 치는 것이나 120시간 걷는 것과 같은 일상생활을 하고 있었다.

100세 이상 남자 여덟 명 여자 아홉 명을 만나 보니 농부와 양치기로 열심히 일하며 지낸다고 한다. 이들은 가정을 부양했고 현재는 그 가족들이 장수 노인들을 보살피고 있었다. 양치기로 단련된 몸은 102세에도 근육질이 되었으며 그동안 치즈, 빵, 고기는 가끔 먹으며 와인을 마시며 살아왔다.
척박한 삶에서도 유머가 있고 근심 걱정이 없었다.
인터뷰하는 동안에 커피와 포도주 그리고 햄이 곁들여져 나왔다.
100세 이상 노인들은 딸이나 손녀에게 보살핌을 받고 있었고 포도주, 염소젖, 유향 오일을 늘상 섭취하며 지내고 있었다.

미국의 노인들은 자식과 손자와 떨어져 살고 스스로를 보살

필 수 없어 퇴직하면 전용 아파트에서 살게 된다. 그러나 이 탈리아 사르데냐섬에서는 그런 일이 거의 일어나지 않는다. 가족에 대한 의무와 공동체로 장수 노인들은 죽을 때까지 가족들과 함께 산다. 그래서 80세 넘어서도 가족들과 같이 지내는 것에 행복감에 젖어있다.
지금 한국에는 술, 고기, 밀가루, 커피는 건강에 나쁘다고 금기시하고 있는데 서양에서는 와인과 스테이크 빵과 커피를 늘 즐기고 있으니 인종에 따라 DNA가 다르기 때문이다.
우리에게는 김치와 장류가 오래전 선조로부터 DNA를 물려받은 것과 같다.

사르데냐섬 사람들은 약 95%가 100세 이상 장수할 수 있다. 이유는 자신들을 돌봐주는 가족이 있고 할아버지 할머니는 손자 손녀에게 사랑과 재정적 도움 지혜 기대감에 자극을 주기 때문이다. 이를 통하여 전통이 끊이지 않고 이어지도록 하고 어린이들이 성공 의지를 잡도록 북돋아 준다. 이런 조부모의 존재 덕에 어린 손자 손녀는 더 건강하게 자라서 잘 적응하며 오래 살게 된다. 그리고 이 점이 전체 인구가 장수할 수 있는 건전한 자극을 제공하는 것이 확실하다.

블루존에서 1900년대에 태어난 18,000명 가운데 남자 47명 여자 44명이 100세 생일을 넘길 때까지 살았다.
이에 남성들이 다른 지역보다 특이하게 장수하는 반면 여성들은 그렇지 못한 이유는 성품에 있었다.
남성은 조용하고 친절하며 유머가 있고 소박한 반면, 여성은 위협적이고 쿵쾅거리며 성큼성큼 걸어간다.
남성의 특징은 강한 의지, 높은 자긍심, 완강한 고집이다. 이러한 특성은 가혹한 환경에서 살아남는 이유를 잘 설명해 준다.
우리 속담에 쑥대밭이란 말이 있다. 쑥은 생명력이 강하여 척박하고 황폐한 땅에서도 제일 먼저 자라는 식물로 원자 폭탄이 떨어진 히로시마에서 쑥대밭이 되었지만, 쑥이 제일 먼저 살아서 돌아났다. 사르데냐 남자들이 이와 같았다.
척박한 환경에서 자란 식물이 특효약이 되듯이 사람은 고난을 이겨 낸 사람이 성숙하여 성공하게 된다.

90세가 넘어서도 아침 식사 때 염소젖을 마셨고 하루에 10km 걸었으며 일하는 것을 좋아했다.
일생을 아침 일찍 일어나 하루종일 목초지에서 보냈다. 11월 겨울이 오면 4월까지 풀이 더 많은 목초지에 양을 몰고 60km를 더 갔다.
천막에서 자고 빵, 치즈, 포도주, 양젖 가끔은 구운 양고기를 곁들여 먹었다. 모두 이용하면서 먹을 수 있는 간편식이다.
목초지에서 걱정할 일이 없었기 때문에 스트레스받을 일도 없었다.
집은 아내가 책임지고 가정을 잘 이끌어 나가고 있었다.
이곳 사람들이 과체중으로 비만인이 있을 수 없는 것은 늘 상 일을 하며 많이 걷기 때문에 일하는 것이 곧 운동이 되었다.

영양학자들은 염소젖과 치즈의 성분이 중요한 역할을 한다고 한다. 그리고 척박한 땅에서 쑥처럼 자라 나는 '젠나르젠투'는 젠나르젠투 산맥에서만 자생하는 식물로 카레와 같았다. 인도 사람들이 하수도 같은 갠지스강물에 목욕하고 마셔도 병에 걸리지 않는 것은 카레의 향료가 항염작용을 하기 때문이라고 하듯이 젠나르젠투도 같은 작용을 하여 질병에 잘 걸리지 않았다.

하루에 8시간 이상을 걸어야 했지만 저강도 운동이 되어 심장혈관에 여러 가지 도움을 준다.
게다가 근육과 뼈가 튼튼해져 뼈 손상과 골절을 겪는 경우가 없다. 아내들은 집에서만 지내기 때문에 자신이 감당 못 할 만큼 부담을 지어 이 덕분에 남편이 장수 할 수 있었다.

가장 중요한 장수의 비밀은 스트레스가 없고 불화가 없게 하는 유머 감각이고 음식은 기름기가 적고 주식은 콩, 감자, 통곡물, 채소였다. 그리고 90세까지도 꾸준히 일하면서 목초지의 가장 높은 산에서 섬의 경치를 감상할 수 있는 여유였다. 거의 90년 동안 매일 보는 경치라도 자신이 가진 것에 감사할 줄 아는 마음가짐을 지니고 있다.
우리는 바쁘고 고달픈 삶에 눌려 우리 주변의 사소한 아름다움을 감상할 시간도 없지만, 사르데냐 사람들은 달랐다.

사르데냐 사람들의 사소하지만 강력한 특성은 어른을 공경하는 긍정적인 태도다.

잘사는 선진국에서는 젊음은 축복이지만 나이가 드는 것은 대체로 끔찍한 일이라고 생각한다. 여론조사에서 보면 노인들이 보호시설에 들어가느니 차라리 죽겠다고 답을 한 것처럼 미국은 노인들은 30% 이상이 가족의 도움에 의지하지 못한다.

사르데냐의 블루존에는 장기 관리 시설이 없다.
그 대신 가정에서 공경을 많이 받는다. 자녀들을 자신은 헌신적으로 길러준 부모와 조부모에게 애정이라는 빚을 지고 있다고 느낀다. 부모를 노인시설에 보낸다는 것은 자신의 수치로 여겼다.
이곳의 노인들은 집에서 더 나은 보살핌을 받고 가족의 일에 계속 관여하며 양육을 돕는 도움을 주는 것을 당연하게 여긴다. 이들은 사랑을 주고 사랑을 받고 있다.
목적의식과 사랑은 모든 블루존의 장수비결 해서 빠지지 않는 요소다.

세계 3대 장수촌인 사르데냐의 교훈은
고기는 일요일이나 특별한 행사가 있을 때만 가끔 섭취하되 기름기가 적게 하고 풀만 먹고 자란 양젖으로 오메가-3가 풍부한 치즈를 만들어 먹는다.
가족과 연대해서 살면서 조부모는 우울증, 자살, 치매 예방을 하고 손자 손녀는 지혜와 성공에 대한 자극을 받는다.
염소젖 한잔으로 심장병 노화로 생기는 염증성 질환을 막는다.

양치기와 목초 일로 하루에 8킬로를 걸어 근육과 **뼈**를 튼튼하게 만든다.
적포도주를 마셔 심혈관에 도움이 된다.
친구들과 만나서 즐겁게 지내고 유머로 스트레스가 쌓이지 않게 한다.
잔니 박사가 100세 이상 장수한 사람들이 사는 블루존을 추적해서 얻은 공통점이었다.

## 19. 낙오자와 승리자

 행복하고 싶다면 분노를 참고 욱하는 성질을 조절하여야 한다. 폭발적인 감정을 통제하지 못하는 것은 정신적으로 많은 문제를 일으킨다.
성질머리가 인생을 망친다는 말이 있듯이 원만한 성품을 갖추지 못하였다면 자신에게 작은 충고를 해주거나, 티끌만 하게 마음에 안 드는 일만 있어도 참지 못하고 사생 결단으로 대들며 마치 정신이상자 같은 행동을 한다.

사람들은 종종 무섭고 이상한 일을 경험한다. 마치 막무가내 같은 언행에 통제력을 잃어 훗날 반드시 후회할 말들을 자신도 모르게 내뱉곤 한다.
욱하는 다혈질 성격은 고혈압을 비롯한 성인병을 불러온다. 지인 중에 50대 여성이 있었는데 먹어도 먹어도 살이 안 찌고 삐쩍 마르고 얼굴은 누가 보아도 히스테리가 많고 신경질적으로 생겼다. 평소에는 자신에게 조금만 잘해주면 죽자살자며 정이 많지만, 제아무리 가까운 사람이라도 자신이 마음에 안 들면 원수가 되어 적으로 만든다.
평소 모습은 눈물도 많아 인정 있어 보이고 나쁜 짓을 못 하는 것으로 보아 마음은 여려 보인다. 겉모습도 여느 평범한 집에서 여성스럽게 자라온 듯 보이지만 순간 욱할 때면 완전히 딴 사람으로 변한다.
종종 알다가도 모를 행동을 하는 것을 보면 성격을 쉽게 가늠하기가 어렵다.
성격은 선천적으로 부모에게 영향을 받기도 하지만 후천적으로 마음을 수양하고 다스리지 않았기 때문이다.

설상가상으로 게으르고 무능하여 늘 여유롭지 못하고 궁핍한 생활을 하고 지내면서 남에게 의지만 하는 사람은 마음도 여유롭지 못하여 성격도 날이 서 있고 말투도 좋지 않은 경우가 많다.
이런 종류의 사람들은 자녀가 없이 독신으로 사는 경우가 많아 책임감이 부족하고 게으르고 나태해지기 쉽다.
늘 낮에 일어나서 하루 생활을 무질서하게 아무렇게나 살아가거나 하지만 자신이 게으르고 무능하다는 것을 느끼거나 깨닫지 못한다.

우리나라에서 6개월 이상 두문불출하여 은둔자로 고립되어 살아가는 젊은 사람들이 60만 명이나 된다고 하고 밝혀지지 않은 은둔자까지 합하면 90만 명이나 될 것이다.
여자는 남자도 싫고 남자는 여자도 싫어 평생 독신자로 살아가며 세상 낙오자 생활하면서도 오로지 하는 것이란 인터넷 게임이다. 정오에 일어나 씻지도 않고 라면으로 때우고 온종일 하는 일이라고는 스마트폰과 TV를 보는 것뿐이다.

세상과 단절되어 편협한 생각을 하니 자기주장이 강하고 외골수적인 생각에 사로잡혀있다.

그의 부모들은 저런 자식이 어떻게 내 속에서 나왔느냐며 한탄하고 징글징글하다고 넋두리를 하지만 은둔자들은 듣지도 않고 미동도 하지 않는다.
자식이길 포기한 부모들은 고칠 약도 없으니 죽어서야 고칠 수 있다며 한심스러워한다.
대한민국의 90만 명이 무위도식(無爲徒食)하며 비생산적으로 아무것도 하지 않는다니 크나큰 손실이다. 경제적인 손실뿐만 아니라 결혼도 하지 않아 저 출산율이 세계 1위로 국가적 손실은 천문학적이다.

이 세상에는 꼭 있어야 할 인간이 있고, 있으나 마나 한 인간이 있고, 있어서는 안 될 인간이 있다. 은둔형 외톨이들은 자신이 어디에 속하는지 스스로 깨달아야 할 일이다. 이런 사람들치고 깨닫거나 반성할 줄 모르는 것은 자신을 깨우치는 수양이 없기 때문이다.
사람은 읽은 만큼 사람이 되는 법인데 90만 은둔자치고 십 년이 가도 책 한 권 보지 않는다.
배우지 않으면 동물과 다를 바가 없다. 그러니 짐승처럼 먹고 자고 목숨이 붙어 있으니 무위도식으로 살아가는 것뿐이다.
한마디로 죽지 못해 사는 꼴로 인생은 단 한 번뿐인데 한 번뿐인 인생을 포기하고 살아간다는 것조차도 인식하지 못하니 안타까울 뿐이다.
마치 요양 병원에서 죽을 날만 기다리는 환자들처럼 은둔형 인간은 젊고 건강하면서도 요양원 노인보다 조금도 나을 것이 아무것도 없다.

귀중한 인생을 낭비하고 있으니 욕심도 없고 야망도 없고 호기심이나 질투심도 없다.
그러다 보니 식욕 본능이나 성적 본능까지도 없어져 정신적으로 황폐해지니 고칠 방법은 없고 천지개벽을 한다 해도 개과천선 되지 않는다. 이런 은둔형 인간이 몸에 병이 들면 병원에 가서 치료를 받아 몸만 멀쩡하게 되니 오로지 생명만 연장되는 식물인간이나 다를 바 없는 생활의 연속이다.

120세를 살아도 올바르지 않고 인간답지 않게 살면 삶의 질도 비례한다. 은둔형은 생활 습관이 좋지 않아 장수 할 수도 없지만, 만약 기적이 일어나 장수한다 하더라도 동물과 같은 무의미한 삶일 뿐이다.
사람은 산다는 것의 보람을 느껴야 한다. 하루하루 시간만 죽이는 일은 무의미하므로 사는 재미가 없어 보람을 느끼지 못한다. 사는 재미란 즐거움이 있는 것이다. 먹는 즐거움, 사랑하는 즐거움, 취미로 인해 성취감을 느끼고 즐거운 여행을 통해 보는 즐거움 등 여러 즐거움을 느낄수록 행복한 것이다. 그런데 아무런 즐거움이 없이 목숨만 붙어서 장수 하는 것은 살아도 사는 것이 아니라 안 죽고 사니까 사는 무의미한 장수일 뿐이다.

옛말에 세 살 버릇 여든까지 간다는 명언이 있다.
부모님이 밥상머리 가정교육이 철저하였다면 은둔형 인간으로 장수 하지는 않았을 것이다.
어린 시절부터 교육은 일생을 좌우하게 된다.
그래서 어머니는 100명의 선생님보다 낫다는 말이 나온 것이다.
조선의 유명한 어머니 신사임당은 자식이 여러 명이나 되었지만, 은둔형 자식은 하나도 없이 모두 훌륭하게 키워낸 인물로 어머니의 표본과 같은 분이다.
신사임당은 1504년 조선 연산군 때 태어나 강원도 강릉시 죽헌리가 고향이며 경기도 파주 주내면 율곡촌에서 46세에 사망하였다. 조선시대 수명이 50세가 안 된다는 것은 영양실조, 의료기술 미비, 열악한 환경 때문으로 신사임당도 이른 나이에 사망하였다.

훌륭한 학자이며 정치가를 길러낸 이이의 어머니 신사임당의 호는 태임으로 온화한 성품과 최고의 여성 상인 태임을 받는다는 뜻으로 모두 태임의 덕을 배우고 본뜬 데서 이루어진 것이라고 하였다. 지금의 태교도 신사임당 태임으로부터 전해 내려온 풍습이다.
천부적인 예술적 감각을 가진 그녀는 이미 7세 때 통찰력과 판단력이 뛰어났고 예민한 감수성을 지녔다. 거문고 소리를 듣고 눈물을 흘렸고 친정어머니를 생각하며 밤을 지새우는 것이 섬세한 감정이 남다르다는 것을 보여주었다. 신사임당은 친정엄마로부터 받은 유교 사상의 영향을 받아 결혼 후

출가외인이라고 오직 시집만을 위하도록 하라고 세뇌 교육을 받으며 살아왔다.
셋째 아들 이이도 어머니의 유전인자가 많이 닮았으며 현모양처의 규범을 보고자라 어머니를 가장 많이 존경했다.

신사임당은 지금으로부터 470년 전 여인임에도 가난 속에서도 책을 많이 읽어 학식과 인품이 훌륭하였고 손재주도 좋아 글씨와 그림에도 조예가 깊었다.
그녀는 조선의 최고 학자인 율곡 이이를 낳았고, 이이는 신동으로 태어나 장원급제하여 여러 가지 책을 저술하였으며 위인전과 교과서에 나올만한 훌륭한 인물이다.
아는 만큼 보인다고 임진왜란 이전에는 국방력을 강화를 위해 10만 병력을 양성하여 왜군에 대비하자고 주장한 선각자였다. 공부를 많이 한 이이는 인품이 우러나와 근엄하고 단아한 풍모로 잘 알려져 있다. 사람이 외모는 어린 시절부터 배움의 영향을 받아 성장하면서 지성미가 그대로 인품으로 갖추어지는 것이다.

이이는 가정이 넉넉지 못하여 늘 곤궁하였으나 책에서 떨어져서는 살 수가 없는 독서광으로 공부벌레였다. 어린 시절부터 어머니 신사임당의 가르침을 받아 인품도 훌륭하게 갖출 수 있었다. 이이도 어머니의 가르침이 없었다면 지금까지 이야기하였던 은둔형 외톨이가 될 수도 있었으므로 가정에서 부모의 역할이 얼마나 중요한지 알 수 있다. 인품을 갖춘 부모가 되어야 자녀의 교육의 질도 향상되는 것이고 그런 가정은 훨씬 윤택하고 풍요로워지는 것이다. 무능한 배우자를 만나게 되면 가정과 자식 농사를 망치게 된다.

아무리 좋고 튼튼하게 지은 집도 세월이 흐르다 보면 상한 곳이 생기고 집이 기울게 마련이듯이 나라도 시대가 달라지면 처음에 만든 제도의 결함이 하나둘 나타나기 시작하여 국가 전체가 무너질 위기를 맞는다고 하였다. 그럼으로써 오래된 집을 유지하려면 유능한 기술자를 시켜 기둥을 갈고 수리해야 하듯이 같은 이유로 국가도 달라진 시대에 맞게끔 제도를 고쳐야 하며 바로 이것이 비책이라고 하였다.

이이가 생존 당시 조선은 국가와 백성이 마치 큰 병을 앓고 있는 사람과 같이 기운이 없고 겨우 목숨만 붙어 있는 정도라 이러한 때 왜군으로부터 침략을 당하거나 백성 가운데 반란이라도 일어난다면 한순간에 무너지고 만다고 하였다.
지식이 많은 이이는 책을 많이 쓰면서 선조 임금에게 정치 교과서인 <성악집>을 편찬하여 임금님께 올렸다. 한마디로 임금님의 스승인 셈이다.

이이는 높은 지혜를 갖춘 자는 일이 생기기 전에 미리 알아서 난을 미연에 방지하고 국가가 위기에 처하지 않도록 예방하지만, 지혜를 갖추지 못한 자는 일이 벌어지고 난 뒤에 대책을 마련한다고 말하였다.

신사임당의 교육처럼 중국에는 맹모삼천지교(孟母三遷之敎) 교육이 있다.
중국 4대 성인 중 하나인 맹자는 어머님의 교육열로 큰 인물이 되었다. 어머니가 자식 교육을 위해 세 번이나 이사를 한 가르침은 다시 한번 새겨 볼 만하다.
맹자의 어머니가 처음에는 아무 생각 없이 묘지 근처로 이사를 했는데 맹자 나이가 어려 보고 듣는 것이 상여에 곡성이어서 늘 그 흉내만 냈다.
맹자의 어머니는 이곳이 자식 기를 곳이 못 된다고 생각하여 시장 근처로 집을 옮겼다.
역시 맹자는 장사꾼의 흉내를 내었다. 맹자의 어머니는 이곳도 자식을 기를 곳이 아니라며 다시 서당 근처에 집을 정했다. 그랬더니 맹자가 늘 글 읽는 흉내를 냄으로 이곳이야말로 자식 기르기에 합당하다고 생각하여 계속 서당 근처에서 살기로 했다.

신사임당, 맹자의 어머니에 이어 조선에는 한석봉의 훌륭한 어머니가 있었다. "나는 떡을 썰 테니 너는 글을 적어라" 말은 어린 시절부터 누구나 한번은 들어보았을 것으로 생각한다. 한석봉은 조선 시대 서예가이며 4대 명필가로 알려져 있다. 어머니가 떡 장사로 어렵게 살면서도 오로지 아들 공부를 위해서라면 무엇이든 하신 어머니이다.
그러므로 한석봉은 조선 최고의 서예가로 예산의 추사 김정희와 같이 이름을 알리게 되었다. 한석봉의 어머니는 백인당으로 떡 장수를 해서 아들을 10년간 글공부를 시켰다. 절에 가서 공부하던 어린 석봉은 3년 만에 어머니가 보고 싶어 집으로 돌아왔다. 어머니는 호롱불을 끄고 자신은 떡을 썰고 석봉은 붓글씨를 쓰게 하였다. 불을 켜 보니 어머니의 떡은 보기 좋게 일정하게 썰려 있었으나 석봉의 글씨는 삐뚤빼뚤 엉망이었다. 모친은 아들을 야단쳐서 다시 산속 절로 보냈다. 결국 석봉은 남은 7년을 박연 폭포 아래에서 글씨를 쓰며 10년 공부를 해서 조선의 명필이 되었다.

한석봉은 지방 출장을 가던 도중 가난한 최 진사 댁에서 한두 번 투숙한 적이 있었다. 최 진사는 석봉에게 보리밥에 된장국이 뿐인 저녁상을 대접하고 아침에는 최 진사와 아내는 굶고 석봉에게만 꽁보리밥을 대접하였다. 이를 눈치챈 석봉은 크게 감명받아 가는 날 하나, 오는 날 하나 글씨를 남겨주었다. 몇 달 후 한양에 친구들이 최 진사 집에 방문하여 한석봉이 친필을 발견하고는 구하기 어려운 한석봉 친필이 어찌 두 장이나 가졌는가 하면서 경악을 하였다. 그러자 최 진사는 그간의 사정을 얘기하였고 친구들은 한석봉 나으리께서 큰 선물을 주셨다면 감탄을 하였다. 그래서 최 진사는 글씨 1점은 가보로 보관하고 나머지 한 점은 한양에 부자 친구에게 쌀 백 섬을 받고 팔아 살림살이가 부유해졌다.

조선 명종 때 (1567년) 한석봉은 신사임당 아들 이이와 같은 시대 사람이었다. 한석봉은 서예 솜씨가 뛰어나 중국의 알려질 정도였으며 임진왜란 때 중국 사신을 접대하는데 동원되어 한석봉이 책 한 권을 필사해 주었다. 그 공로로 선조 임금이 명하여 경기도 가평군수로 보내졌다가 강원도 홍천 현감으로 전조 되었다.
진품명품에 나오는 글씨에 가치를 보면 나라를 팔아먹은 이완용의 글씨는 평판이 좋지 못해 제아무리 잘 썼어도 가치가 떨어지고 나라를 위하여 목숨을 바친 이순신이나 안중근 의사의 글씨는 천정부지로 고가의 가격이 매겨진다.
그다음으로는 추사 김정희와 한석봉의 글씨가 호가한다. 글씨보다 중요한 인물을 우선시하는 것으로 보아 인격을 중요시 보기 때문이다.

신사임당 얼굴이 5만 원짜리 지폐에 있는 것도 우리나라를 대표할만한 인품으로 보기 때문이다.
우리나라의 현재 화폐에는 대표적인 위인들이 새겨져 있다. 5만 원권에는 신사임당이, 1만 원권에는 세종대왕이, 5,000원권에는 이이, 1,000원권에는 이황이다.
가장 큰 현금 지폐에 여성인 신사임당이 있는 것은 현모양처로 가정에는 주부의 소임을 다하고 자녀교육에는 어머니 도리를 다하였기 때문에 국민에게 규범을 보이기 위하여 선정된 것이다.

자녀교육은 어머니로부터임을 다시 한번 강조해 본다.
아무것도 모르는 철없는 자식을 사람답게 만들어 내는 것은 학교 교육 이외에 어머니 교육이 있어야 만이 온전한 인간으로 만들어지는 것이다.

## 20. 생로병사의 끝자락

 태어나서 늙고 병들어 죽어가는 4가지 고통 후에는 더없이 안락하고 아무 걱정이 없는 극락으로 간다.
사람은 누구나 언젠가는 죽음에서 피해 갈 수 없다. 그러므로 자기 자신이 생전에 있을 때 사랑스럽다면 악한 일로 자신에게 멍에를 씌우지 말라.
악을 행하는 사람에게는 행복은 쉽게 얻어지지 않는다.

죽음으로 목숨을 버려야 하는데 죽을 때는 머리카락 한 올도 가지고 갈 수가 없다.
그런데도 내 것인데 내 재산인데 하면서 어리석은 자는 괴로워한다. 살아 있는 동안 나 자신을 위하여 쓰고 남에게 선행을 베풀어 덕을 쌓아야 행복은 찾아온다.
악행과 선행은 누가 보지 않아도 그림자가 항상 따라 다녀서 착한 자는 복을 받고 악한 자는 불행해진다.
늙음과 죽음이 덮칠 때 해야 할 일은 올바르게 사는 것 착한 일을 하고 덕을 쌓는 것이다.
하늘을 찌를 듯한 거대한 바위산이 사방에서 산을 뭉개면서 다가오는 것처럼 늙음과 죽음은 그렇게 살아 있는 모든 것에게 덮쳐온다.

왕, 백성, 노예, 천민 누구를 막론하고 모든 것을 뭉개버린다. 지금은 핵폭탄으로도 막을 수 없고 속임수로 사기 쳐서도 막을 수도 꺾을 수도 돈으로도 매수 할 수도 없다. 다른 것은 돈으로 살 수 있지만 1년을 더 사는데 몇천억을 주고도 살 수가 없는 것이 생명이다.
그러므로 지혜로운 이는 자신을 위하여 확고한 마음으로 신앙의 믿음을 준다. 생각과 말과 행동으로 가르침을 실천하는 사람 이런 사람이야말로 이 세상에서도 칭찬받고 죽은 후에도 좋은 곳에서 있게 된다.

참으로 인생은 짧다. 100세 120세를 산다고 한들 늙어 죽기는 마찬가지다. 그러나 기왕이면 개똥밭에 굴러도 이승이 더 좋다고 죽은 부자는 살아 있는 개만 못 한다는 뜻이다.
그런데도 사람들은 욕심 때문에 불행이 오고 슬픔이 온다. 돈의 집착 때문에 인생을 망치며 영원한 것은 없다는 이치의 삶에서 벗어나지를 못하여 감옥에서 인생을 낭비하고 있다. 건강 이외에는 이것은 내 것이야 집착하는 것 그것들은 모두 죽은 뒤에 남겨질 뿐이다.
바른길을 가는 지혜로운 사람이라면 이런 사실을 깨닫고 내 것이라는 집착을 버려야 한다.

지난밤에 꿈속에서 본 사람을 볼 수 없듯이 사랑하는 사람도 죽으면 다시 볼 수 없다.

생전에는 그리움에 그이를 볼 수 있었고 목소리도 들을 수 있었지만, 그러나 죽고 나면 그 이름만 남겨질 뿐이다. 내 것에 집착하는 사람은 슬픔과 한탄과 인색함을 버리지 못한다. 집착을 떠나면 어디에도 머무르지 않고 좋아하지도 않고 싫어하지도 않는다. 마치 연꽃잎 물방울이 묻지 않고 또로로 굴러 흐르듯이 슬픔과 인생도 그를 더럽힐 수 없다.
흙탕물 속에서도 아름다운 연꽃이 피어나며 연꽃은 더러운 물에 더럽히지 않듯이 깨끗한 마음은 어떤 것에도 물들지 않고 더럽혀지지 않는다.

사람과 사람의 인연은 이별하는 것이다.
사랑해서 슬픔이 생기고 사랑해서 두려움이 생긴다. 사랑해서 온전히 벗어난 사람은 슬픔이 없는데 어찌 두려움과 슬픔이 생기겠는가.
사람은 한 치 앞도 내다볼 수가 없다 모든 일이 언제 어떻게 될지를 모른다. 사람의 목숨도 아무도 알 수 없으며 예측할 수도 없다. 이 세상에 삶은 참으로 짧고 어렵고 괴로움으로 묶여있다.

한번 태어나면 누구나 모두 죽는다.
죽음에서 벗어날 길은 없다. 과일도 익으면 어느 날 뚝 떨어진다. 이와 마찬가지로 죽음의 두려움을 따라다닌다. 마치 온기로 만든 그릇이 마침내 부서져 버리듯이 인생도 이와 같다. 잘 났거나 못났거나 부자거나 가난하거나 젊거나 늙거나 똑똑하거나 바보이거나 모든 이들이 종착역은 죽음이다.

이 모든 이들이 저세상으로 가지만 누구도 구할 수 없다.
가족들은 슬퍼하면서 보고 있지만 어쩔 도리가 없다. 도살장으로 끌려가는 소처럼 한 사람 한 사람씩 끌려간다. 그래서 사람들은 어떻게든지 더 오래 살려고 건강에 좋다면 자신에게 투자하는 시간과 돈을 아끼지 않는다.

죽으면 끝인데 슬퍼한다고 해서 아무것도 얻어지거나 알려지는 것은 없다. 양지바른 곳에 묘를 잘 쓰고 저 세상을 갔는데 상다리 부서지게 잘 차려 놓는다고 좋아할 수도 없다.
부모나 처자식이 죽는다고 헛되이 슬퍼한다고 해서 아무것도 얻어지는 것은 없다.
자신이 몸만 해치는 바보일 뿐이다. 슬피힌다고 해서 무슨 일들이 생긴다면 그렇게 하겠지만 울고불고한다고 마음에 평안이 오지 않는다. 오히려 더 고통이 오고 몸만 상할 뿐이다.

슬퍼 우는 사람은 얼굴이 창백하게 야위어 간다.
이것은 자신을 해치는 행위다. 슬퍼한다고 죽은 사람을 살릴 수 없으니 헛된 일이다.
그렇게 슬퍼서 울어야 할 사람이라면 생전에 더 아껴주고 보살피며 잘해 줬어야 한다. 살아생전에는 어떻게 대하였는지 자신만 알고 자기 자식만 알았다.
부모가 어떤 괴로움과 걱정이 있었는지, 살아생전 몇 번이나 외식을 같이하고 여행을 같이 다녀 왔는지부터 따져 볼 일이다.

그러니 불효자는 운다고 하지 말고 죽은 후에 울지 말아야 한다. 살아생전에 한 번이라도 더 찾아뵙고 잘하는 것이 효도의 길이다.

다시는 부모님을 볼 수 없구나 하고 새기면서 집에 불이 나면 물로 꺼 버리듯이 마치 바람에 솜털이 날라 버리듯이 슬픔을 날려버려야 한다.
슬픔의 화살을 뽑아버리면 초월해 져 슬픔에서 벗어날 수 있다.
작은 사람은 괴로움을 당하면 슬퍼하고 한탄하고 울부짖으며 가슴을 치고 정신을 잃으면 혼란 속에 빠진다. 그러나 큰 사람은 큰일을 당해도 당황하지 않고 침착하며 슬픔에 빠지지 않고 한탄하지도 울지도 않고 가슴을 치며 통곡하지도 않는다.
괴로움을 찾아내지 못하는 사람은 고통이 엄습할 때 전율한다. 큰 소리로 울고 기운이 없어지고 약해져서 구렁에서 헤어나지 못한다. 그러나 괴로움을 참아내는 사람은 생명을 해치는 고통이 엄습해 와도 전율하지 않으며 깊은 구렁에서 솟아오른다.

착하게 산 큰 사람에게는 마치 풀잎에 이슬방울이 해가 뜨면 재빨리 말라 잠시도 맺히지 않듯이 부지불식간에 큰일이 닥쳐도 충격은 이슬방울과도 같이 작다.
마치 계곡물이 재빨리 흘러 모든 것을 휩쓸어 잠시도 머물지 않고 소용돌이치며 흐르듯이 우리의 삶도 산에 계곡물과 같은 것이다.
사람의 삶은 이슬과 같고 물거품 같고 계곡물과 같다.

이 세상에 누구에게나 똑같이 오는 것이 있다. 생로병사(生老病死)다. 늙고 병들고 죽고 허물어지고 끝남이 온다. 나만 오는 것이 아니라 탄생과 죽음이 있는 곳에는 어디든지 온다. 만일 이런 것들이 올 때 슬퍼하고 한탄하고 울부짖고 가슴을 치고 혼란에 빠져 버리면 밥맛도 없고 몸은 초췌해지고 게으르게 된다. 이러한 독화살을 뽑아버리지 않는다면 그는 얼마 못 가서 시들어 버려 끝내는 황천길로 빨리 따라간다.

큰사람이 되려면
① 주기 어려운 것을 주는 것
② 하기 어려운 것을 해내는 것
③ 참기 어려운 것을 참아내는 것
④ 책을 많이 읽어 배움을 주는 것
⑤ 남의 비밀을 지켜 주는 것
⑥ 불행에 빠진 사람을 버리지 않는 것
⑦ 망했을 때 그를 얕보지 않는 것

이런 7가지 자질을 갖춘 친구를 사귀어야 한다.
이런 친구는 큰 인물로 거대한 일이 닥쳐도 산처럼 우왕좌왕 허둥대지 않는다.
큰 인물은 노부모에게도 지극정성 봉양할 줄 아는 지극한 효자다.

100세 넘은 부모를 누가 모시는가! 형제자매들이 따지지도 않고 다투지도 않는다. 큰아들 작은아들 그리고 딸들이 형편껏 부모님을 모시는 방향으로 번갈아 가며 모신다.
남편과 사별한 70세인 며느리가 100세 시어머니를 극진히 모시는 효부도 있고 노부모를 남만도 못하게 여기는 아들딸 며느리도 있다.

이혼, 재혼, 가족해체가 빈번해지고 여성의 사회진출이 증가하면서 더는 며느리나 여성에게만 노부모 부양을 의존할 수 없다. 이렇게 되면서 혼자 사는 노인은 점차 늘어난다. 하지만 100세라도 혼자 살기가 가능해진 이유는 자녀들의 방문과 돌봄 서비스 그리고 노인장기 요양보험 제도에서 제공하는 요양보호사가 있기 때문이다.
그 다음으로 건강이 악화한 노인은 요양원이나 요양 병원에서 보호하는 시스템이 갖추어지고 이러한 시설은 급속히 증가하였다. 이제는 건강이 악화한 노인들은 가족이 돌보지 않아도 갈 곳이 있다는 것이 지극히 고무적이다.

노인 빈곤율이 매우 높고 고립되어 생활하는 100세 인도 적지 않으나 적어도 기초연금이나 노인 장기요양보험, 노인 맞춤 돌봄 서비스와 같은 다양한 제도적 정책지원은 자녀의 부양 행동을 대신하는 장치가 되었다.
그러나 늙으면 어린애가 된다고 요양 병원에서 밥도 떠먹여 주고 대, 소변 돌봐주는 요양보호사가 붙어 있는데도 집에 가겠다고 보채는 노인들이 있어 애를 먹는다.

집에 가면 모두가 직장에 나가서 없거나 늙은 며느리뿐인데 시어머니 대, 소변 봐주고 밥 먹여 주고 하여야 하는데도 그 민망한 것에는 아랑곳하지 않고 퇴원하기를 고대한다.

20년 전보다 지금은 남성 100세 인의 수가 증가하고 있어 남성도 평균수명이 날로 늘어나고 있다. 그 이유로는 교육 수준이다. 글을 읽을 줄 알기 때문에 건강에 관해 관심을 가지고 본 필자의 건강 서적 같은 책을 탐독하고 터득한 효과이다.

과거 백세인은 대부분 가족과 살고 있거나 소수의 100세 인은 여성 혼자 사는 모습뿐이었다. 그러나 최근에는 가족과 동거 하는 백세인이 50%고, 혼자 사는 백세인은 25%, 요양병원에 상주하는 백세인은 25%인 것으로 조사되었다.

과거에는 부모보다 70~80세인 자녀가 먼저 사망하여 가족이 없었지만, 최근에는 자식들도 수명이 늘어나 생존 자녀가 많아져 백세인 가족은 함께 사는 모습이다.

노인 복지 분야에서도 다양한 사회 법률이 제정되어 있다.
① 저출산 고령화 기본법
② 노인장기요양보험법
③ 긴급복지지원법
④ 주거 급여법
⑤ 장애인 고령자 주거 약자 지원법
⑥ 치매관리법
⑦ 국민 여가 활성화 기본법

⑧ 교통약자 이용 편의 증진법
⑨ 대한노인회 지원에 관한 법률
⑩ 노후준비지원법

그리고
① 기초연금
② 국민연금
③ 퇴직연금
④ 개인연금
⑤ 근로소득
⑥ 노인 일자리지원사업

이외에도 노인 인력 개발기관, 노인 일자리 지원기관, 노인 취업 알선 기관이 있다.
이렇듯 노인 복지제도가 눈부시게 발전되었지만, 노인들은 정보에 어두워 활용을 못 하고 있다.
건강하게만 산다면 이런 제도를 통해 좀 더 윤택하게 살아갈 수가 있다.

노인학대에 대한 법적 대응력, 노인 능력은행에서 노인 일자리지원기관으로 변모, 노인 교실을 통한 평생교육 서비스 확대, 경로 우대 제도에 포괄성, 확대 법적 효력을 갖는 단체 활동 지원 서비스 등도 있다.
20년 전과 비교할 때 저소득 노인을 위한 연금 수급자 수는 확대되어 있다. 앞으로 장수 수단과 맞춤형 장수서비스로는 영양 서비스, 주치의 요양보호사제도, 말벗 서비스, 여가 서비스, 호스피스, 장례서비스까지 초고령 장수자에게 예우가 더해질 전망이다.
노인용 기저귀, 고령층 집단 거주지, 돋보기, 지팡이, 휠체어를 다량 생산하고 폐교된 초등학교를 요양 병원으로 변모시키는 정책이 더 추가되어야 한다.

일본의 오키나와 장수촌처럼 우리나라에서도 장수촌 있다. 전라북도 순창군, 전라남도 구례군 곡성군 담양군 대표적인 4곳이 구곡순담 지역으로 지리산 주변에 위치하여 산이 좋고 공기가 좋고 물이 좋아 한국의 대표적 장수 지역이다. 이 곳에 장수 노인은 남자보다 여자가 더 많으며 건강 상태는 남자가 더 좋았다.

구곡순담 지역에 100세 이상의 노인들은 더 건강해지고 더 행복해져 120세 수명은 거뜬히 살 것으로 전망된다. 외국에서도 장수연구 학자들이 많이 찾아오고 있으며 일반인 관광객들도 많이 찾아와 유명한 관광지가 되었다.
4개 군의 앞자리 이름을 딴 명칭이 구곡순담이며 행정구역은 전라북도 순창군 순창읍 백산리와 구례군 곡성군 순창로 담양군 4개 지역이 연계하여 장수 노인들의 천수를 축하하고 건강 장수의 지역적 자산 가치를 높이기 위해 매년 10월 행사를 개최하고 있다.

행사는 100살 잔치로 살기 좋은 고장임을 부각시키고 노인

복지시설 조성 장수와 연계한 관광상품개발 등을 알리고 있다. 제1회 구곡순담 100살 잔치는 2008년 10월 25일부터 순창군에서 개최되었는데 4개 군에서 100세 이상 어르신들과 가족을 초청하여 결혼 60주년 이상 된 어른들의 결혼식을 다시 올려 주는 조선식 전통혼례 한마당이 대표적인 주요 행사다.
전라북도에는 순천과 전라남도의 구례 곡성 담양이 있다. 순창군 인구는 약 3만 명으로 65세 이상은 약 4천 명이며 장수의 상징인 90세 이상이 360명이나 된다.

순창은 과연 건강 장수에 특별한 곳이라 할 수 있는데 특히 숙성된 장류가 한몫하는 것 같다.
순창군 인계면 쌍암리에는 건강 장수연구소, 건강 장수 아카데미, 건강 장수 체험관과 치유의 숲, 삼림욕장, 관광휴양촌으로 건강 장수 관광지가 될 것이다.
건강 장수체험관은 생로병사 체험을 거쳐 죽음의 사(死) 체험과 힐링체험을 마치고 생명의 탄생과 인체의 신비, 장수의 비결 일상생활에서 건강한 삶을 유지할 수 있는 비교체험을 공부할 수 있어 120세 장수 하고 싶다면 반드시 한번은 여행을 가서 체험해 보는 것이 큰 도움이 될 것이다.

아직도 흡연하는 사람에게는 담배가 얼마나 해로운지 설명해 주고 있으며 질병에 대해서도 예방에 대해 알아볼 수 있다. 건강 식단으로 내 몸 지키기 위한 프로그램으로 소금 섭취량이 많으면 고혈압, 위암, 심장병, 신장병에 걸리고 싱겁게 먹으면 만성질환을 미리 예방할 수 있는 상식도 재확인해준다. 순창 건강 장수체험관에서는 자살로 죽다 살아난 사람들의 이야기를 생생한 증언을 통해 죽음과 환생에 놀라운 이야기를 들을 수 있다.

체험관 후에는 순창 하면 제일 먼저 떠오르는 순창고추장 민속 마을을 투어할 수 있다.
옛부터 임금님의 진상품으로 유명한 고추장 민속 마을은 마을 전체가 고추장 기능인들의 집으로 고추장 체험장과 판매장이 있다.
전북 순창군 순창읍 백산리가 순창고추장으로 특별해진 이유는 600년 전 조선을 창건한 이성계가 순창 만길사로 무학대사를 찾아가는 도중 고추장이 오른 점심을 맛있게 먹고 나서 특산품으로 진상하도록 하였기 때문이다.
순창 아미산 자락에 순창 전통 고추장 민속 마을은 40여 가구가 있으며 장독 분양 및 장 담그기 체험을 하고 있다. 마을 전체가 고추장, 된장, 간장 등 장류를 판매하고 전국에서 찾아가는 관광지가 순창면 백산리다.

장독대 분양은 10만 원으로 고추장 2kg, 된장 2kg, 간장 1.8kg 6개월간 숙성시킨 후 신청한 가정에 택배로 배송한다. 맛있을 음식을 만들기 위해 1만 원 참가비로 고추장 담그기 체험을 해 보는 것도 바람직하다.
장류는 장수식품으로 우리 식단에서는 빠져서는 안 되는 양념이며 한국인에게 지울 수 없는 대표적인 식품이다.

지금까지 장수 노인들을 비교하여 종합해 보면 70세가 노화의 갈림길이었다.
그 시기에 어떤 몸과 마음을 갖느냐에 따라 100세 건강으로 가고 아니면 노화가 급속이 진행되어 80세 전후에 사망하기도 한다.
① 균형된 식단과 소식, 적당히 육류를 섭취한다.
② 늘 새로운 일을 찾아 움직이고 은퇴는 없다. 라는 생각을 한다.
③ 외출하여 친구들과 어울리고 즐겨야 한다.
④ 스마트폰 등 세상과 단절되지 않도록 배우는 자세를 가져야 한다.
⑤ 느슨한 운동을 습관화하면서 산책이나, 스포츠 댄스 등을 한다.
⑥ 성인병을 사전에 예방하고 정기검진을 꼭 받는다.

이탈리아 사르데냐섬은 100세 인구가 70%이고,
일본의 오키나와섬은 100세 인구가 5만 명일 때 한국은 약 3,500명 정도이다. 하지만 앞으로 2050년이 되면 세계 1위 장수국가는 한국이 될 것이다.
장수하는 데 가장 걸림돌이 되는 장기는 간, 콩팥, 장, 면역력, 혈관 질환 등이며
건강 음식으로는 콩으로 만든 숙성된 반찬, 아카보드, 마늘, 감자나 고구마, 올리브 오일, 연어, 토마토이다.
여기에 나이가 들면 건강보조식품은 필수적으로 복용해야 한다.

화장품을 매일 바르면 피부가 훨씬 돋보이듯이 건강식품도 마찬가지이다. 음식으로 얻어지지 못하는 것을 보충하여 우리 몸을 더 건강하게 만들어 주기 때문에 꾸준히 복용해야 한다.

지금까지 120세를 바라보는 분들의 공통된 생활상을 요약하자면 다음과 같았다.
① 요양시설에 가지 않고 자녀들과 살고 있다.
② 자녀들이 많아 다복하게 생활한다.
③ 틈만 나면 일하며 부지런하게 움직인다
④ 외향적이어서 집에만 있지 않고 또래들과 늘 어울려 지낸다.
⑤ 스트레스가 없이 낙천적으로 산다.
⑥ 마음이 유연하여 남의 말에 맞서 싸우지 않는다.
⑦ 타고난 지능이 높은 편이며 무엇이든 배우려고 한다.
⑧ 삼시 세끼 꼭꼭 씹어 오래 식사하며 반주로 술을 즐긴다.
⑨ 잠은 하루 평균 8시간을 잔다.
⑩ 괜한 걱정을 하지 않고 죽음을 두려워하지 않는다.

불편한 데가 없이 장수 하는 것은 축복이다.
좋은 생활 습관으로 인간에게 주어진 120세 수명을 다 누리도록 해야 하며 그러기까지 무병장수하도록 자기 자신의 성격과 습관이 어떠한지 알아야 한다.

생각은 오래 살고 싶다.라고 하고 말은 남의 일이다.라고 내뱉는 순간 저승길로 한발 다가가는 것이다.

나이는 숫자에 불과할 뿐이며 나 같은 늙은이도 주어진 시간 동안은 책임 있게 살아야 한다는 의지로 살면 저절로 장수한다.
불가능하다고 생각하지 말고 꼭 이 본서를 통해 만수무강에 도움이 되었으면 한다.

## 21. 인생을 현역으로 살자

120세까지 사는 인생 승리자와 그렇지 못한 낙오자와의 차이점은 다음과 같다.

건강 장수의 힘
① 규칙적인 생활을 한다.
② 소일거리가 있어 늘 움직인다.
③ 성격이 너그럽고 온순하다.
④ 긍정적이며 도전적이다.
⑤ 책과 신문을 통해 다양한 지식을 얻는다.
⑥ 핸드폰 등 시대에 맞는 기기 활용을 한다.
⑦ 나이를 잊고 활기차게 생활한다.
⑧ 겸손하고 합리적인 사고를 한다.
⑨ 곱게 늙기 위해 외모를 관리한다.
⑩ 사회에 참여하며 다양한 사람과 만난다.
⑪ 이치를 깨닫고 배우려 한다.
⑫ 많은 정보를 갖고 있어 지혜롭고 현명하다.
⑬ 자신에게 투자하여 사는 즐거움을 안다.
⑭ 늘 건강에 관심을 갖는다.

⑮영화, 뮤지컬, 여행을 즐긴다.
⑯하루 5,000보 이상 운동하여 정상 체중을 유지한다.
⑰낮잠 1시간과 8시간의 숙면을 한다.
⑱늘 젊은 마인드를 유지하여 동안으로 보인다.
⑲건강보조식품을 3~4가지 챙겨 먹는다.
⑳삼시 세끼를 챙기고 과식하지 않는다.

질병에 시달리는 원인
①무질서한 생활을 한다.
②무위도식하며 하는 일이 없다.
③성격이 괴팍하고 까칠하다.
④부정적이다.
⑤핸드폰 문자 등 기기사용을 할 줄 모른다.
⑥책이나 신문을 봐서 뭐하냐고 한다.
⑦남만 탓하며 인생을 포기한다.
⑧벽창호와 같이 자기주장만 한다.
⑨늙었다는 핑계로 무마하려 한다.
⑩두문불출하며 은둔생활을 한다.
⑪깨닫거나 배우는 것과는 거리가 멀다.
⑫정보를 얻으려 하지 않는다.
⑬돈이 아까워서 자신에게 투자하지 않는다.
⑭질병이 걸려서야 그때 후회한다.
⑮만사가 귀찮다고 하는 일이 없다.
⑯움직임이 없어서 비만하다.
⑰활동량이 없어서 잠을 못 잔다.

⑱관리하지 않아 노화가 빨리 온다.
⑲건강식품을 먹지 않는다.
⑳끼니를 대충 때운다.

인간은 원래 120세까지 살 수 있는 수명을 타고 태어난다. 그러나 나쁜 생활 습관과 스트레스나 환경오염으로 인해 수명이 단축되어 주어진 수명을 다하지 못하는 것이다.
'100세 시대'라는 말은 100세를 살게 되면 110세 또는 120세까지도 충분히 산다는 것이지 100세까지만 산다는 것이 아니다.

대전에 사는 이삼추 할머니는 1919년생으로 올해 105세이시다.
할머니의 정신은 맑고 몸이 가벼웠고 자세는 꼿꼿하여 80세인 아들과 같은 나이로 보일 정도로 젊어 보였다.
비결은 잘 먹고, 잘 자고, 많이 움직여야 한다고 말씀하시며 장수하셔서 마을에서는 모르는 사람이 없을 정도로 유명인사이다.

남을 의식하지 않고 살아야 노년이 즐겁다.
하고 싶은 일이 있으면 자식 눈치 보지 말고 살아야 한다.
고객 중에 은행 지점장으로 퇴직한 분이 계셨다.
회사생활을 하며 늘 책상에 앉아만 있다 보니 퇴직 후에 복부비만에 성인병으로 고생하자 지하철 택배 일을 하며 하루 만 보 이상을 걸으며 건강이 좋아졌다고 한다.

퇴직 후에도 40년을 더 살아야 하는데 소일거리 없이 산다는 것은 삶의 질이 떨어질 뿐만 아니라 건강에도 악영향을 미친다.
체면 구긴다고 남의 눈을 의식하고 사는 것은 자신을 망치는 일이다.
나이가 들어도 뭐든 하는 사람이 오히려 존경받는다.

일본은 남을 전혀 의식하지 않아 개인주의적인 성향이 있지만 그만큼 남에게 피해 주지 않고 자존감이 높은 편이다.
자신을 남과 비교하지 않고 자신에 관해서는 매우 철저하다.
일본 대학교 총장님이 소형차를 몰고 다니고 작은 평수의 집에 살아도 남을 의식하지 않는다. 하지만 우리나라는 남을 의식하거나 체면이 깎인다는 이유로 분수에 맞지 않은 행동을 하는 사례들이 많다.

50대 중반이나 60대에 정년퇴직하면 그동안 30년 이상 규칙적인 출퇴근하던 모든 생활 패턴이 깨져버리게 된다.
자전거가 달리다가 갑자기 멈추면 쓰러지듯이 인간도 그동안 하던 일을 멈추면 긴장이 풀려 서서히 질병이 찾아오는 것이다.
그러므로 퇴직을 하더라도 규칙적인 생활을 유지해야 한다.

한국의 백 세 이상 노인 인구는 3,000명인데 반해 일본의 노인 인구는 5만 명이 넘는다.
그들이 건강한 이유는 다양하지만, 그중 건강식품을 꼭 챙겨 먹어서 일본 건강식품 시장이 세계 1위이다. 그만큼 장수에 건강식품이 중요하다는 것을 알 수 있다.

인간이 생활하는 데 있어 기본 3대 요소는 의, 식, 주(衣食住)이다.
기본적인 의식주 중 한 가지라도 해결되지 않으며 삶의 질이 떨어지기 마련인데 21세기가 되자 차고 넘쳐나기 시작했다. 입는 것은 없어서 못 입는 사람이 없고 구제라는 가게가 전국에 우후죽순처럼 넘쳐나 만 원짜리 한 장이면 옷이나 신발 새것까지도 구할 수 있다.
먹는 것은 소외계층을 위한 급식소가 있고, 2~3천 원의 저렴한 가격으로 먹을 수 있는 음식점들도 많으며, 거동이 불편한 독거 노인에게는 요양 복지사가 집으로 가져다주기도 한다. 그러므로 영양실조나 굶어 죽는 사람이 없다.

주택 주거지는 저렴한 실버타운부터 국민 임대주택, 공공 임대주택, 청년 임대주택, 민간 임대주택 등 30년간 장기 임대로 주거할 수 있는 다양한 혜택이 있다.

다른 국가 혜택으로는 기초연금 32만 원, 주거 급여 20만 원 등이 매월 통장으로 입금되어 중병이 있지만 않으면 최소한의 생활을 할 수 있다.
그러니 돈 없어서 노인 빈곤으로 극단적인 자살하는 노인보다 외롭고 병들어 고통스러워하다가 자살하거나 고독사하는 것이다.

앞으로 돈 한 푼 없이도 의식주가 해결되는 시대가 왔으니 나이가 많은 노인이라면 배워서 다양한 지식을 얻어야 장수할 수 있다.
배우지 않으면 몰라서 잘 살 수 없고 행복은 멀어지게 된다.
잘 산다는 것은
건강하게 오래 살고, 의식주가 해결되고, 가족과 친구가 있고, 예술을 즐기며 문화생활을 하고, 여행을 통해 힐링하고, 책을 통해 지식을 쌓아야 한다.
행복은 즐겁고 마음 편하게 살아가는 것을 말하는 것으로 행복하기 위해서 지분(知分)인 자기 분수를 알고, 지지(知止)인 그만둘 때를 알아야 하고, 지족(知足)인 만족할 줄 알아야 한다.

또한 행복한 삶을 위해서는 건강하고, 공부하고, 인간관계가 원만해야 한다.
건강은 몸과 마음이 모두 건강해야 하는데 공부하지 않으면 자신의 건강 상태를 알지 못해서 소홀하게 된다. 그러므로 책을 읽고 정보를 습득한 사람이 젊게 사는 것이며 장수하는 것이다.
책이라면 무조건 경기(驚氣)를 일으키며 무시하는 사람이 있는데 이런 사람은 인간관계도 좋지 않을 확률이 높다.
다양한 지식을 얻고 내 생각과는 다른 사람의 생각을 통해 깨우침이 부족하기 때문이다.

또한 책은 창의성을 높이며 경쟁력을 키운다.

남이 할 수 없는 것을 자신만이 할 수 있는 능력이 경쟁력인데 이것은 책을 통해서 얻을 수 있다.
지식을 통해 지혜로운 사람이 건강하고 원만한 인간관계를 맺으며 자신감 있는 삶은 행복한 삶을 이루는데 중요한 요인이다.

공부하여 다양한 관심을 가져야 한다.
예술을 알고 즐기는 것인데 나에게 맞는 것을 적절하고 다양하게 경험하는 것이 좋다.
영화, 연극, 뮤지컬, 음악회 등 문화생활을 하는 것은 내면의 감성을 깨우쳐 안정감과 카타르시스를 느껴 마음의 평안을 준다.
블루스, 탱고와 같은 춤은 댄스스포츠이므로 음악을 통해 감성을 느끼고 운동을 함께 할 수 있는 문화생활이며 웰빙 댄스와 에어로빅도 마찬가지로 음악과 함께 운동이 되어 건강에 많은 도움이 된다.

행복한 삶을 산다고 자부하는 사람의 대부분은 여행을 통해 즐거움을 알기 때문이다.
여행이란 유람, 휴식 등을 위해 일상에서 벗어나 다른 지역으로 떠나는 것으로 다양한 형태의 여행을 통해 여유를 만끽하며 마음의 평안을 얻는다.
최근에는 캠핑족이 늘어나는 것을 보면 오히려 젊은 세대일수록 여행을 참맛을 아는 것 같다.
종교인은 성지순례를 하여 성인의 발자취를 통해 자신을 돌아보기도 한다.
여행은 이렇게 다양하게 나에게 맞는 것을 찾아 관광지의 정취와 절경을 보면 행복감을 느낀다.

백 년 전만 해도 여행은 왕족이나 돈 많은 귀족의 전유물이었지만 세상이 변하여 다양한 여행이나 관광을 하는 시대이다.
일하기 위해 떠나는 출장도 여행의 일종이며 여행의 목적이 일이나 유람이면 여행이고 다른 지방의 풍경이나 풍습 문물 등을 구경하는 것을 관광이라고 한다.
조선 시대 일본에 사신으로 조선 통신사가 간 것도 여행이며 중국으로 인삼 무역을 간 것도 여행이다. 공부하기 위해 유학 간 것도 여행이라고 할 수 있다.
새로운 문물을 처음 보고 풍광과 건축물을 접하고 보는 일은 관광이라고 한다.

여행은 시야와 견문이 넓어지고 그것을 통해 얻는 지식이 많아진다. 또한 스트레스가 해소되고 활력을 찾아 건강에 도움이 된다.
수학여행, 신혼여행, 가족 여행, 효도 관광 등 이런저런 이유로 여행인구가 날로 늘어나 여행 가이드나 여행작가 등 직업도 다양해졌다.
여행은 해 본 사람은 자꾸 새로운 곳을 경험하고 싶어지고 중독이 될 만큼 매력적이다.

코로나 이후 고등학생부터 노인까지 여행인구가 점차 많아지고 세계적으로 그동안 다니지 못한 한을 풀 듯이 해외여행이 붐을 일었다.
나라마다 관광수입을 얻기 위해 다양한 여행상품들과 저렴한 항공료로 유혹한다.
통역 앱이 있어 영어 한마디 못해도 누구나 어디든지 여행이 가능한 시대이니 안 갈 이유가 없다.
국내만 해도 제주도, 경주 등과 시, 군, 군 단위의 경관이 뛰어난 곳이면 관광객을 유치하기 위해 열을 올린다.
이렇듯 국내만 해도 가볼 곳이 너무나 많아 주말이나 연휴 고속도로는 주차장을 연상케 할 만큼 차가 줄을 서 있다.
해외로 나가지 못할 상황이라면 국내라도 자주 다니는 것이 행복하게 사는 비결 중의 하나이다.

청춘이란 나이만 젊다고 하여 청춘이 아니다. 나이가 들었어도 끊임없이 도전해야 청춘이다.
'책'을 읽어 배우고, '예술'을 즐기고, '여행'으로 활력있는 삶을 사는 사람이 80이 되어도 자신이 늙었다는 생각을 안 할 만큼 자신감이 생기는 것이다.
나이를 먹어 늙지 않을 수는 없지만 젊게 살아 건강 나이는 얼마든지 늘릴 수는 있다.

인간의 수명은 놀라운 속도로 늘어나 노인 인구가 2025년이면 5명 중 한 명꼴이 돼 천만 명의 노인 시대가 된다고 한다.

2050년 세계인구가 100억 명이 되면 인구 3명 중 한 명이 노인이지만 반대로 부양하는 어린 사람은 점점 감소한다는 것이다.
인간이 오래 살고 싶은 것은 본능이며 인생은 단 한 번뿐이기 때문에 하루라도 더 오래 살기를 원하고 있다.
그래서 자살하는 어리석은 사람을 제외하고는 모든 사람은 단 하나뿐인 생명을 귀하게 여긴다.
나이가 들었어도 숫자만 노인일 뿐 젊어 보이는 사람은 다른 사람들이 늘 그대로라고 부러워하는가 하면 나이가 들어 초췌해 보이는 사람이 있다.
규칙적인 습관, 자기관리를 어떻게 해야 한다는 걸 알면서도 부러워만 하고 아무렇게 살면서 오래 살기만을 바란다.
그러나 인간은 동물과 달라서 배우고 실천해야 한다.
귀찮고 부정적이면 절대 귀한 삶을 오래 살 수 없으며 눈을 감는 순간까지 현역처럼 살아야 행복할 수 있다.

남자의 일생을 말하자면
30세까지는 철부지로 아무것도 모르고 살고,
60세까지는 처자식 먹여 살리느라 앞만 보고 살며 자신을 희생하였다.
하지만 120세까지 살아야 하므로 앞으로 시간이 아직 60년이 남아 있다.
지혜로운 사람이 되어 남은 앞으로의 60년은 자신을 위해 투자해야 하고 활기찬 인생이 되어야 한다.
돈이 아까워서 그냥저냥 허송세월 보내고 아파서 죽지도 않으면서 목숨만 부지한 채 살아가서는 안 된다.
이렇게 삶의 질이 떨어지지 않도록 나에게 시간과 돈을 투자하는 것이 반드시 필요하다.

사람은 50세가 되어서야 세상 물정에 철들기 시작한다.
50세는 지천명이라 하늘의 명을 깨닫고 말 따라 되니
60세에는 이순이라 남의 말을 들어 이해하게 되니
70세에는 종심이라 마음 놓고 행동을 해도 탈이 없다고 하지만
80세에는 산수로 가릴 것 없는 나이라지만
90세엔 졸수로 살 만큼 살아서 여한이 없겠지만
100세엔 살수로 살 수 있는 만큼 최상의 수명을 누렸다.라고 말한다.

어떻게 해서든 자식에게 짐이 되지 않고 천덕꾸러기가 되지 않으며, 건강하게 벗들과 함께 즐겁고 행복한 삶이 될지 생각하고, 풍요와 평강이 함께하길 기도하며 하루하루를 웃으면서 보내야 한다.
인생이 60이 넘으면 남과 여 이성의 벽이 무너지고 가는 순서 가는 시간이 없다고 하였다.
그러니 남은 인생 남 의식하지도 말고 욕심내지도 말고 남은 돈 자신을 위해 다 쓰고 가야 한다.

인생에는 은퇴란 없다.
태어나서 30세까지는 삶의 방향을 잘 정해야 하고.

60세까지는 120세 인생 설계를 해야 하고,
80세까지는 일관된 생활방식으로 건강을 챙겨야 하고,
거동이 어려워질 때까지 독립적인 사람으로 지혜로운 어른답게 살아야 한다.
삶은 나이와는 상관없이 의지가 중요하다.
어려운 일은 있지만 불가능한 일은 없는 법이므로 인생을 포기해서는 안 된다.
노력하면 원하는 만큼 되지 않더라도 줄어들므로 방법이 맞는다면 뭐든지 해봐야 한다.

120세를 사는 동안 난관에 부딪힐 때가 분명 있을 것이다.
이럴 때 문제해결은 나로부터 출발하여 해결해야 한다.
지나온 시간을 되돌아보고 문제점을 파악한 후 자가 성찰이 필요하다.
나는 옳은데 세상이 틀렸다는 순간 은퇴하겠다는 것과 같다.
문제의 원인을 찾아보고 고쳐 나가면 분명 다시 갈 수 있는 힘이 생긴다.
예를 들어 병에 걸렸다면 주저하는 순간 많이 남은 내 삶을 포기하는 것이니 뒤를 돌아보고 문제를 하나씩 고쳐 나가야 한다는 것이다.
왜 그런지 가령 왜 아픈지 되돌아보고 내 생활방식에 문제가 있다면 그 순간부터 고쳐 나가면 된다. 왜 나한테 이런 병이 걸렸나! 왜 나만 아픈가 탓해도 소용없는 일이므로 좀 더 강하게 마음먹어야 한다. 그러면 분명 그 의지가 치유하는데 결과로 따라온다.

늙으면 가장 친한 친구는 배우자이다.
행복한 결혼만큼 큰 기쁨은 없으며 불행한 결혼만큼 큰 불행도 없다.
그러나 결혼적령기인 20대에는 사람 보는 안목보다는 콩깍지가 씌어 제 짝이 아닌 인연과 짝을 맺기도 한다.
쉽게 커플이 되고 결혼이 뭔지도 모른 채 부부의 연을 맺는 일이 허다하지만, 자녀를 낳고 철들면서 완성되어 가기도 한다.

사이좋은 잉꼬부부는 존중과 배려가 바탕이 되어 서로를 칭찬한다. 이것은 한쪽에서만 있을 수는 없는 일이고 누구나 완벽할 수 없으므로 서로가 노력해서 하나가 되어야 한다.
배우자의 독특한 개성과 기질도 있는 그대로 받아드려야 하며 내가 바라는 이상형으로 고치려고 해서는 안 된다.
꾸준한 대화와 노력으로 개선해야 할 부분이므로 많은 인내가 필요하다.
이 세상 누구와도 나를 맞출 수 없으며 내가 먼저 받아들일 준비가 되어야 한다. 그래야지 서로의 결점, 불만과 권태를 극복할 수 있다. 오히려 상대를 그대로 받아들이고 거기에 내가 맞춰나가는 것이 가장 지혜로운 방법이다.

결혼은 큰 축복이며 우리의 삶을 완전하게 만드는 일이다.
동물의 세계는 번식본능만으로 짝짓기하지만, 인간은 사랑이 필요하며, 자신을 사랑해줄 상대가 필요하며, 사랑하는 사람이 옆에 있어야 외로움이 없어 완전체를 이룰 수 있다.

어느 한쪽이 우월한 것도 필요 없고 사랑하는 마음만 있으면 서로를 위하며 의지할 수 있다.
부부는 서로에게 지속적인 격려와 배려가 필요하며 비판하거나 잘못 만났다고 자신을 탓하는 것은 파경에 이르게 한다.

결혼은 즐겁고 행복한 삶을 위해서 필요하다.
부부는 일심동체라는 말이 있는데 한마음 한뜻으로 굳게 결합하였다는 의미이다. 그만큼 가장 가까운 사이로 흉허물이 없으며 같은 곳을 바라보며 살아야 한다.
결혼에서 성(性)을 빼놓을 수 없다.
부부간의 성생활은 단순히 쾌감을 위한 행동을 넘어 친밀감을 높여주는 행위로, 남편과 아내로서 서로의 애정을 확인하는 기회이기도 하다. 또한, 부부간의 원만한 성생활은 건강한 가정을 유지하는 원동력이 된다. 그러므로 신의 선물인 성생활은 부부간의 친밀도와 가성의 회합을 위해 중요하다.

결혼은 행복한 가정을 이루기 위한 수단이다.
신이 주신 또 하나의 산물은 자녀이다. 사랑하는 사람과 가정을 이루고 나면 자녀를 계획하고 서로 합심해 책임감 있는 성인이 되기까지 사랑으로 가르친다.
자녀는 안정된 가정에서 잘 성장하여야 사회에서 성숙한 일원이 되는 것이다. 이 과정에서 부부가 의논하고 고민하며 자녀를 가르치면서 더욱 결속력을 다지게 된다.
둘만 좋아서 결혼하고 자녀에 관해 무관심하면 둘의 사랑도 결국 끝이 난다.

최고의 양육법의 부부가 바람직한 부부 관계를 유지해야 하는데 좋은 결혼 관계는 부모가 한 팀이 되어 자녀 양육을 수행해야 하는 만큼, 질 높은 결혼 관계를 유지해야 한다.
'부모'란 자녀에게 '돌봄'뿐만 아니라 정치적, 사회적, 자아정체성을 찾아줄 의무가 있다.
부모의 이혼이나, 무관심, 학대, 빈곤, 부모의 사망, 부모의 알코올 중독, 가정 폭력, 배움의 부족 등은 아이들이 나쁜 길로 빠지게 되는 요소들이다.
부부는 아이가 훌륭한 성인으로 성장하기까지 많은 희생을 감수해야 하며 책임감이 따라야 하므로 신중해야 한다.
또한 자녀는 가정환경을 탓해서는 안 된다. 부족한 어른들을 탓하고 한탄만 하며 늪에서 헤어나지 못하고 더 큰 벼랑으로 빠지게 된다.
자녀는 낙오자로 음지에서 살고 싶지 않으면 가정이 어려움에 부닥쳤어도 결코 포기해서는 안 된다. 학력이 없이도 세계적인 위인들은 많으며 그들은 하나같이 위기를 기회로 삼고 노력하여 큰 인물이 될 수 있었다.

결혼은 자신을 성장시킨다.
결혼하게 되면 내가 아닌 우리가 되어 사랑, 희생, 참고 견디며 배려하는 등 많은 것들을 배우고 행복하기 위해 서로가 노력한다.
이런 과정이 없으면 이혼의 아픔을 겪기도 하지만 그것보다도 과정에서 학대와 폭력 등 해로운 것들을 경험하게 되는 것이 문제이다.

완전한 사람은 없으므로 결혼은 자신이 부족한 부분을 인정하고 배우자를 통해 배우고 익히면서 부부가 성장하는 것이다.
이러한 배움이 다른 인간관계로 이어지고 이러한 관계들이 모여 사회가 되는 것이다.
그래서 만나는 상대에 따라 자신이 변할 수 있는 것이므로 결혼은 상대자가 매우 중요하다.

우리의 인생은 자신이 하기에 따라서 120세까지 장수할 수 있으며 인생 승리자로 행복한 일생을 맞이하게 된다. (끝)

끝까지 읽어주셔서 감사합니다.

대체의학 전병헌 박사의 행복프로젝트
# 120세 시대가 온다.

작가 프로필
전병헌(Byung Heon Chun)
출생 : 서울특별시
소속 : 내몸사랑애(연구위원)
수상내역 : 2021년 무궁화평화상
경력사항 : 2020.6~ 내몸사랑애 대체의학 연구센터 위원
     2023.6~ 다문화 태권도협회 부회장

저서 : 『살아온대로 살아간다』『나의 건강 나의 행복』은 대체의학 전병헌 박사의 건강 프로젝트에 관한 책이다.
『살아온대로 살아간다』〈혼란스러운 건강정보 헷갈린다.〉, 〈100세 이전 병들어 가는 것은 자살행위다〉, 〈느긋하고 여유로운 마음이 약이 된다〉, 〈가문 있는 명문가정을 세우려면〉 등.
『나의 건강 나의 행복』 〈오감 기능을 향상하려면〉, 〈우리몸의 신비〉. 〈잘사는 사람들의 공통점〉, 〈인생을 성공적으로 살려면〉, 〈세련되고 멋진 사람이 되자〉 등이 수록 되어 있다.